JN205032

乳牛の周産期管理

著　Manuel Fernández Sánchez　Manuel Liz López　Matilde Hernández Solís

訳　及川　伸

緑書房

All rights reserved.

No part of this book may be reproduced, stored or transmitted in any form or by any electronic or mechanical means, including photocopying or CD/DVD, without prior written permission from the publisher.

Any form of reproduction, distribution, publication or transformation of this book is only permitted with the authorisation of its copyright holders, apart from the exceptions allowed by law. Contact CEDRO (Spanish Centre of Reproduction Rights, www.cedro.org) if you need to photocopy or scan any part of this book (www.conlicencia.com; 91 702 19 70 / 93 272 04 47).

Warning:
Veterinary science is constantly evolving, as are pharmacology and the other sciences. Inevitably, it is therefore the responsibility of the veterinary clinician to determine and verify the dosage, the method of administration, the duration of treatment and any possible contraindications to the treatments given to each individual patient, based on his or her professional experience. Neither the publisher nor the author can be held liable for any damage or harm caused to people, animals or properties resulting from the correct or incorrect application of the information contained in this book.

This book has been published originally in Spanish under the title:
El periparto de la vaca. Apuntes prácticos
Manuel Fernández Sánchez, Manuel Liz López and Matilde Hernández Solís
© 2013 Grupo Asís Biomedia, S.L.
ISBN Spanish edition: 978-84-941014-6-5

For the English edition:
© 2014 Grupo Asís Biomedia, S.L.
Plaza Antonio Beltrán Martínez nº 1, planta 8 - letra I
(Centro empresarial El Trovador)
50002 Zaragoza - Spain

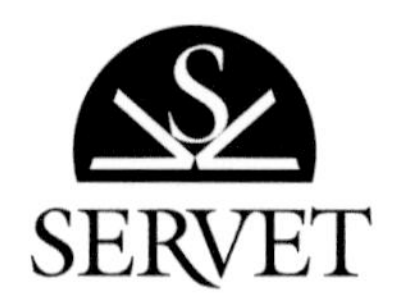

Japanese translation © 2018 copyright by Midori-Shobo Co.,Ltd.
Japanese translation rights arranged with Grupo Asís Biomedia Sociedad Limitada, under its branch Servet, Zaragoza; Spain through Tuttle-Mori Agency, Inc.

Grupo Asís Biomedia, S.L発行のThe peripartum cow PRACTICAL NOTESの日本語に関する翻訳･出版権は株式会社緑書房が独占的にその権利を保有する。

ご注意

本書の内容は，最新の獣医学的知見をもとに，細心の注意をもって記載されています。しかし，獣医学の著しい進歩からみて，記載された内容がすべての点において完全であると保証するものではありません。本書記載の内容による不測の事故や損失に対して，著者，翻訳者，編集者ならびに出版社は，その責を負いかねます。

（株式会社 緑書房）

Francisco Hernández Macarro に捧げる

Mati と Manolo は，特に，この本の執筆に際し，理解し助けてくれた Servepo（会社名）の同僚に謝意を表する

Segundo，Susana，Sito，Patricia と Noé にも感謝したい

序文

本書では，乳牛の最も大切な生産サイクルの部分，すなわち周産期に関する我々の見解を読者のみなさんと共有したい。周産期の管理を成功に導くためには，多くの専門分野からのアプローチが不可欠である。

四肢や乳房の状態，与えられている飼料や畜舎，その他の十分ストレスとなる要因は，相次ぐ疾病における代謝カスケードを惹起する引き金になる。

本書で提案されている問題解決策は獣医師と生産者との間に構築される強固なネットワークに立脚している。

著者

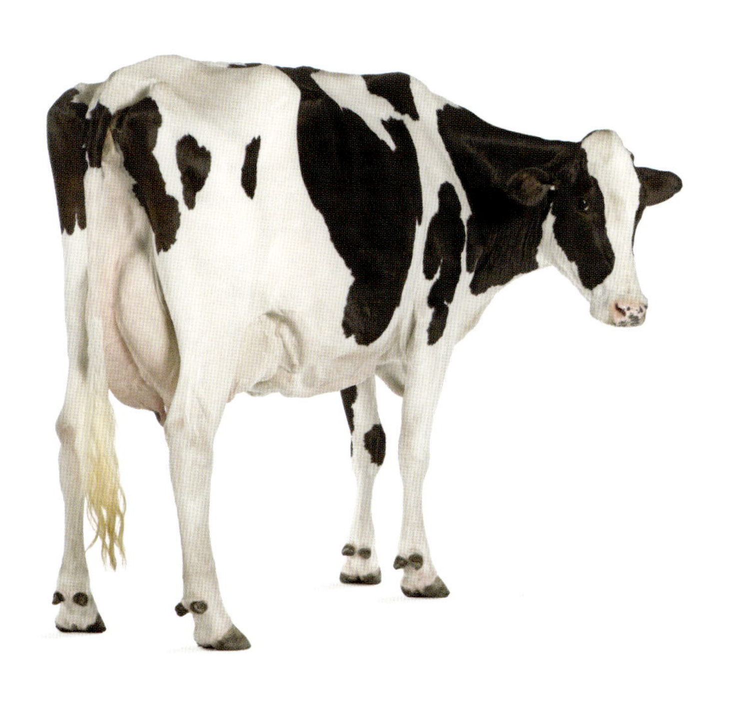

著者

Manuel Fernández Sánchez

ザラゴザ大学（スペイン）卒，獣医学士。20年にわたり反芻獣を中心に仕事を重ねてきており，イングランド（ブリストル），ベルギー，スコットランドでは開業獣医師であったが，現在はEvialis Galicia（会社名）の反芻獣の技術マネージャーである。ANGRA（National Association of Farmers of Rasa Aragonesa sheep）で肉用羊の品種改良と繁殖プログラムの開発を行い，アストゥリアス州（スペイン）において乳牛の繁殖と乳質を管理する仕事にも携わっていた。多様な職種，臨床実践，乳牛の繁殖管理といった経験から，特に，繁殖に関する問題解決において獣医師として必要な，広い視野を持っている。本書において彼は，フィールドにおける実際の問題を取り扱う臨床獣医師としての自身の経験に基づき記述している。

Manuel Liz López

1988年，レオン大学（スペイン）卒，獣医学士。大学卒業後，ルゴ地方（スペイン）において乳牛と肉牛の臨床獣医師としてのキャリアをスタート。Pontenova Veterinary Serviceの創設メンバーの1人である。日常において臨床獣医師と繁殖管理のスペシャリストとしての仕事を交互に行っている。また，病理，外科，超音波画像診断，農場マネージメントに関する多くのトレーニングコースやセミナーに参加している。

Matilde Hernández Solís

1989年，レオン大学（スペイン）卒，獣医学士。大学卒業後，大動物の臨床獣医師としての仕事をスタート。2003年からは乳質管理を専門とし，その年にルゴ地方の70の牛群において乳質を改善するプログラムを開始している。2008年からPontenova Veterinary Serviceのメンバーとなり，同組織が携わっているR & Dプロジェクト“ガルシアの乳牛群における乳生産と健康に関する搾乳機器の影響：農場における経済効果（2007-2010）”の研究者の1人でもある。

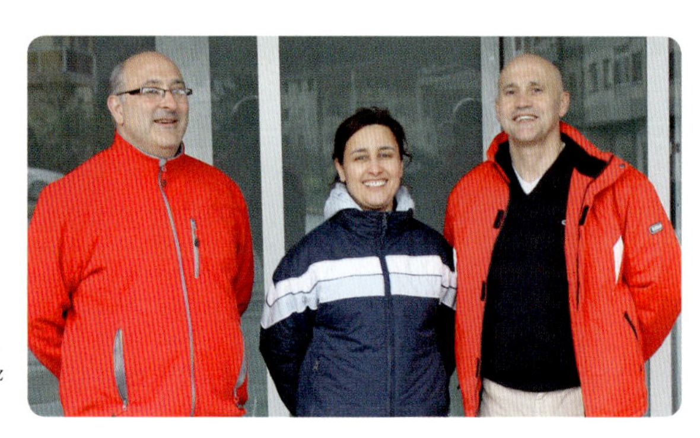

左から：Manuel Fernández Sánchez，Matilde Hernández Solís，Manuel Liz López。

翻訳をおえて

成乳牛の管理で最も重要な時期は，分娩前後の周産期である。この時期は，しばしば生産性に直接的に関係するような，劇的な生理的変化を経験することになるので，牛群サイズの大小を問わず，飼養管理には十分注意を払うべきである。今回，翻訳した本書はユーロ圏であるスペインの経験豊かな臨床獣医師によって記述された，現場における周産期管理の実践書である。実際，農場の管理獣医師は，生産性を保証するために，たえず個体と群の評価をいったりきたりしながら試行錯誤しているのが現状である。本書は，理論と実践を結びつける際に役立つ事例や症例が多く記述されているため，そのような状況を経験している獣医師やコンサルティングなどの関係者をはじめ，生産者のみなさんにとって実用的な指針を提供してくれると思われる。獣医学や畜産学を学ぶ学生のみなさんにとっても教科書にはない貴重な示唆を与えてくれるだろう。また，写真や図表が多く掲載されており，しかもすべてカラーである点が，理解するうえで重要な手助けになっている。

本書の翻訳に際し，貴重な機会をご提供いただいた緑書房の柴山淑子さん，懇切丁寧に校正作業をお手伝いくださった小島菜々さんと川西諒さんにこの場をお借りして感謝を申し上げたい。

本書が，現場における乳牛の周産期管理に少しでも役立てば幸甚である。

2018 年 8 月

及川　伸

目次

❼ ケーススタディ

1
イントロダクション

乳牛の寿命は経済的な視点から，生産期（泌乳期）と非生産期（育成期～初産分娩前，乾乳期）に分けられる（**図1**）。しかし，非生産期という表現は適切でないかもしれない。なぜなら，この時期は，泌乳に向けて準備をする重要な時期だからである。育成期は経済的には大変ではあるが，雌子牛が十分な大きさの泌乳牛に成長するために大切な時期である。

育成ステージがうまくいけば次への新しい挑戦は約束される。牛は乾乳期を経て泌乳期に適応していかねばならない。必要とする適応が迅速に効果的に行われていることを確認するために十分に連携の取れた支援チームが要求される。乳質コンサルタントは必要な対策や乾乳におけるプロトコールを提供する。一方，栄養管理コンサルタントは飼料への適応においてベストなアプローチを助言する。削蹄師は蹄の処置を実施する。また，獣医師は予防（例えば，ワクチンや駆虫薬のプログラムなど）や疾病治療において大切な役割を果たす。すなわち，分娩時の創傷回復を図ったり，分娩後の臨床的な問題を解決したり，それを乗り越えるために必要なサポートを提供している。

一般に農家は，乳量生産を促進するための非生産時期の重要性よりも，乳量を多く生産するという今直面している問題により重きを置いて考えがちである。それは，泌乳のピーク時期にあと 1 L 生産できれば全泌乳期間をとおして 200 L の増加になるということや，もし泌乳のピーク時期が泌乳初期の方にさらにシフトした場合，受胎能が改善されることに気付いていないということである。

本書は，乾乳期，分娩，周産期（分娩前後）といった準備期間が泌乳にとって最も重要なポイントであるということを解説している。これらステージはすべての乳用牛のライフサイクルにおいてきわめて重要である。農家だけでなくその他の酪農に従事する人々がこの重要なプロセスをよく理解できたならば，本書の目的は達成されたことになる。

周産期のステージ

周産期に発生する疾病は独立したものではない。周産期の牛において，他の疾病との相互関係

図 1　乳牛における生産期と非生産期

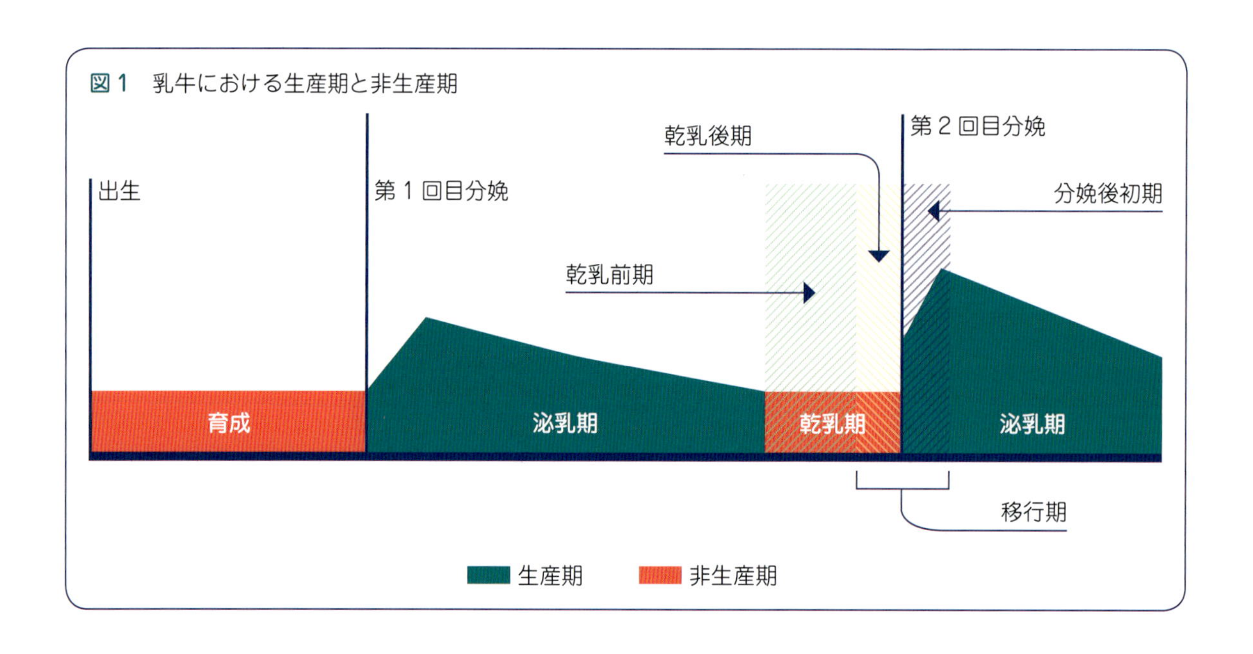

に言及することなくして，特定の疾病の経過だけを説明することはきわめて難しい。疫学がまさにこの相互関係の複雑さを立証してきた。ゆえに，周産期に感染症に罹患する牛は他の疾病に罹るリスクが大きいとも言える。周産期疾病は，予防やコントロールの戦略を立てる際に，単発的な過程での発生として捉えるのではなく，むしろ全体として評価するべき一連の疾病群である。

本書において，著者らは実際の臨床例を用いて，一般的に周産期疾病がプロトコールの逸脱によって発生することを示した。なぜなら，農家は獣医師の実用的なアドバイスに従わなかったり，牛の行動パターンに不慣れであったりするからである。本書に述べられている症例は，周産期異常の複雑なつながりの根底にある要因を見つけ出すことは難しいことだが，たいていの対応は容易であるということを読者に認識させる手助けになるだろう。

臨床家として獣医師は疾病の診断と治療に責任を負っている。しかし，問題に対しては先手を打たなければならない。したがって，現時点で反応するよりも，先を見越して反応することが必要とされる。この目標を達成するためのポイントは，農場で生じるデータをうまく管理・活用することであり，訪問時に観察された臨床所見を十分に解

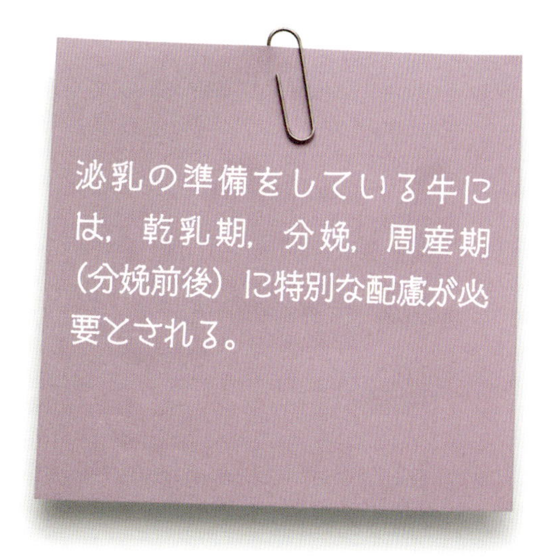

釈することである。臨床獣医師は周産期の間，問題点の探索のために作成されるデータを待っている余裕はない。群における疾病の早期診断は，問題が起きる前に適正な対策を講じるうえで有効な取り組みである。

本書には牛が乳生産をしていない時期と泌乳後ピークに達するまでの間に取るべき対応が，群の福祉に関する現場サイドの重要な指標を示しながら記述されている。これは多因子間の相互作用を含有するダイナミックな過程に関連している。著者らの目標は，読者が標準作業手順書を作成しディシジョンツリー（決定木）を確立できるようにすることである。

2

乾　乳

生理学

乾乳期のステージでは，最初に乳腺が生理的な萎縮を示し，分娩に向かう徴候と平行して，ホルモンの媒介によって肥大が起こる。初めて乾乳を経験する初産牛（L1）の場合は，乳腺の形成も起こっているだろう。L1が十分に乳腺形成するために，実際として乾乳期間はおおよそ60日間継続されるべきである。分娩日に近付くにつれて，乳腺の肥大はよりはっきりし，初乳が溜まってくる。初乳の成分はその後続いて生産される乳の成分とは明らかに違っている。すなわち，2倍のカルシウム，10倍以上のビタミンA，3倍以上のビタミンD，15倍以上の鉄を含んでいる。事実，初乳は免疫グロブリンの濃縮物であり，子牛を保護し免疫するものである。しかしながら，初乳はカルシウムを循環血の9倍程度まで含んでおり，血液から大量のカルシウムが移行している。そのため結果として，明らかに骨からの喪失を伴うことになる。乾乳期には，妊娠牛の腹部容積が際立って増加する。具体的には，妊娠後7カ月目から分娩までの間，胎子は63 cm～100 cm そして体重は15 kg～40 kg以上まで成長する（**表1**）。乾乳期の終わりまでに，牛の摂食容量は明らかに制限されるので，免疫抑制や種々の変化の影響を受けやすくなる。この不安定な時期には適切な対応が不可欠である（参照：7章 ケース4，p120）。

乾乳：なぜ？

乾乳期は泌乳期の終わりに一致し，次の時期の準備ステージでもある。この時期は乳腺にとって重要な休息期という意味合いを持っている。乾乳期には，乳腺が退縮して，分泌細胞は再生される。乾乳期は短期の投資時期とみなすことができる。すなわち，この時期にはすべての計画あるいは推奨される管理が遅滞なく実施されることが重要である。

表1 乾乳期における胎子の成長

	妊娠からの月数		
乾乳期における胎子の成長	7	8	9
体長	63 cm	80 cm	100 cm
体重	15 kg	25 kg	40~50 kg

乾乳：いつ？

乾乳期間は，分娩間隔を考慮して決められる。したがって，それぞれの場合で評価するべきである。乾乳する時期を延長することで泌乳期がとても長くなった場合，しばしば，繁殖障害を示すことがあるが，そのような時は分娩前にボディコンディションスコア（BCS）の増加がみられる。**表2**は分娩間隔（日数）に対する乾乳期間（日数）の相対的な割合を示している。値は10～18%の間を変動しているが，理想的な範囲は12～15%の間である。

『いつ乾乳をはじめるかをいつの時点で決めるか』この問は乾乳へのプロセスに影響を与える要因を考えるうえで重要である。

- **妊娠のステージと分娩予定日**：これらは修正できない要因である。L1の牛では，乾乳期間は少なくとも45日あるいは60日間続けるべきである。
- **乾乳前の乳生産**：乳生産が急に低下してきている牛は妊娠のステージにかかわらず，乾乳の候補とみなすべきである。飼料コストやBCSも考慮するべきである。生産の低下は，たいていは繁殖障害による部分が大きく，泌乳期間を不必要に延長している。一方，その他の要因として乳房炎，急性の跛行，種々の疾病の集積が挙げられる。
- **ボディコンディション**：このパラメーターを評価することは不可欠である。乾乳期における理

表2 分娩間隔日数に対する乾乳期の相対的な期間

分娩間隔日数（日）	乾乳期間（日）		
	50	60	70
365	13.7%	16.4%	19.2%
395	12.7%	15.2%	17.7%
425	11.8%	14.1%	16.5%
455	11.0%	13.2%	15.4%

想的なBCSは3～3.5の間である。乾乳期をとおしてBCSは安定的であるべきある。農場においてボディコンディションを日常的にモニタリングし，総合的に評価することは重要である。この情報は介入が必要とされる症例へのアプローチを決定する際の手助けとなる。乳への転換率は泌乳期の終わりに減少する。すなわち，この転換率がBCSの増加を伴っているとすれば，その後の期間に不利な影響を与えるだろう。もしも牛が乾乳に入るような徴候を示し，一方で平均乳量以上に生産しているならば，決断をするための計画が要求される。著者らは農家を助けるため，表の作成を推奨している。それは，最終の泌乳ステージにおいて，日常的にBCSのモニタリングを行うことと毎日の乳量を記録することである。分娩間隔や乾乳期の日数のような付加的なデータをこの表に加えることで，牛を効果的にモニタリングでき，潜在する疾病が発生するやいなやそれらを見つけ出すことができる。乾乳に続いて泌乳期においてもこの取り組みを行うことは，不適なボディコンディションによって引き起こされる障害牛をモニタリングするうえで有効な手段である。

乾乳期間は非生産期なので，その期間を短くすることが好ましい。

理想的な乾乳期間は45～65日である。

乾乳：どのように？

乾乳期に入る前の推奨事項

■常に週の同じ曜日に乾乳を開始する。

■乾乳前にはエネルギー濃度を低くした飼料を与えるように調整する。この調整は濃厚飼料が自動給餌されている場合は簡単に実施できるが，人の手で給餌されている場合はいささか難しく，牛にストレスを与えてしまうことがある。たいてい，飼料のエネルギー調整は牛を搾乳エリアから乾乳エリアに移動する時に行われる。

■飼料の変更はためらいなく，いっきに行うべきであるが，搾乳に関しては変更する必要はない。乾乳前に，各牛の病歴に基づき乳質について獣医師と協議し，乾乳中の治療を可能な限りプロトコール化しておくべきである。

■**健康牛に対しては，乾乳期間における感染予防として抗生物質を投与する。**

■**乾乳期の開始時点に乳房炎が確認される牛は以下の3つのカテゴリーに分類できる。**

乾乳前に熟考すべきこと

- 牛にとって生理的に相応しい最小の乾乳期間はどれくらいか？
- 初産牛なのか？
- BCS はどうか？
- 低泌乳群に属しているか？
- 臨床型あるいは潜在性乳房炎の罹患歴はあるか？
- 体細胞数（SCC）は？
- 泌乳期に臨床型乳房炎に何度罹患しているか？

- **潜在性乳房炎**：個体乳の体細胞数（SCC）が20万を超えている牛であり，CMT（California Mastitis Test：カリフォルニア・マスタイティス・テスト）で感染分房が同定される。これらの症例では，細菌検査のため乳汁サンプルを採材し，分離された原因菌に効果のある抗生物質が乾乳期間に治療として用いられる。
- **臨床型乳房炎**：この症例では乾乳前から抗生物質治療が行われているが，上記の潜在性乳房炎と同様に対応するべきである。
- **慢性乳房炎**：このような症例では，乳房炎が繰り返し発生しているので，本来，細菌培養に基づく治療をしっかりと行っておかなければならない。しかし，乾乳期間において適正な抗生物質の治療を実施することによって十分に解決可能である。

乾乳期間の治療失宜があった場合，以下の結果が招来される。

- **乾乳時感染**：乾乳前に健康であった牛が乾乳期間に乳房炎に罹患する場合。乳腺萎縮前の15日間は主としてグラム陽性菌に罹患するリスクがきわめて高い。分娩前の週はグラム陰性菌による乳房炎罹患リスクが増加し，この時期は乳腺の肥厚と一致している。
- **分娩後感染**：乾乳期間に健康であった牛が分娩後の早期に臨床型あるいは潜在性乳房炎を示す場合。これらの牛では，分娩後の最初の検査で個体乳の体細胞数が20万を超えている。このような牛は分娩時に感染したと想定されるが，たいていは乾乳期間中に感染している。

乾乳期間中に予防的に実施される抗生物質治療では，消毒や殺菌のプロトコール，適正な薬剤使用，データ管理，良好な乳牛管理と関連させて実施するべきである。

乾乳牛の管理

乾乳は必然的に別の集団への移動という1つの変化を伴う（または，もしも牛が乾乳前に異なる飼料を与えられている場合は，加えてもう1つの変化を伴う）（図1）。1頭以上の牛がこれらの変

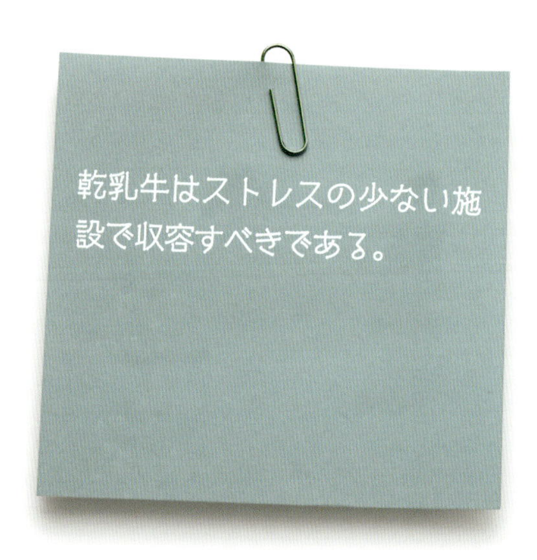

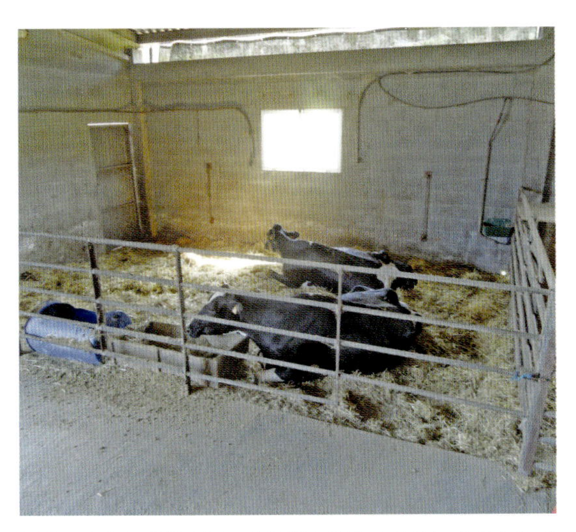

図1 小さな農場では，乾乳群に移動する前に主要な牛群から離し乾乳前の飼料で飼養されている。

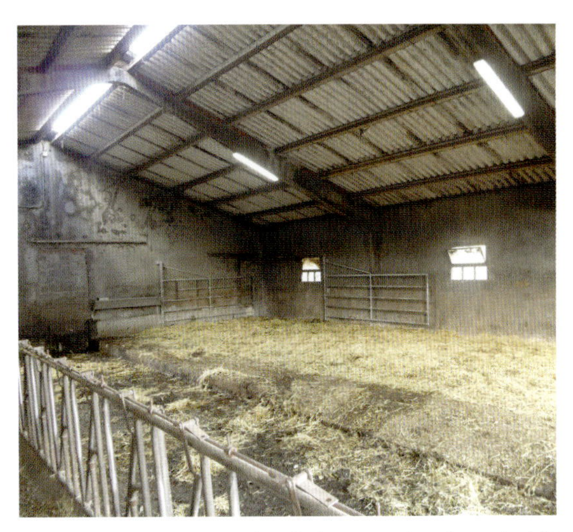

図2 乾乳に適応させた古い牛舎。ベッドスペースを確保し，段差をなくすために，どのように通路部分がコンクリートで埋められているかが注目するポイントである。背後には，分娩スペースとの仕切りに簡単なゲートを用いている。

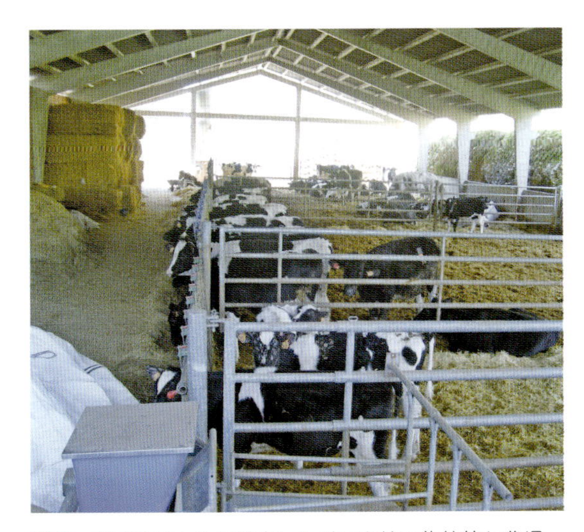

図3 育成牛のために独立したペンを持つ集約的な農場。背後に乾乳牛が飼養されている。

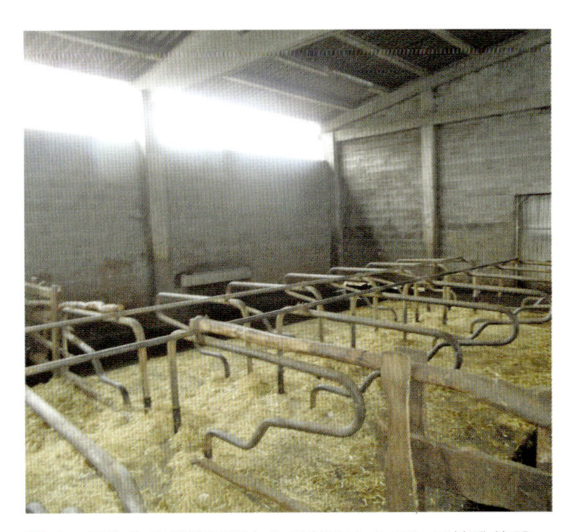

図4 乾乳牛の飼養場所として使用されている搾乳施設。行き止まりになっている通路ではあるが，適正なスペース（ベッド，水槽など）が保たれている。

化やそれぞれの調整を同時に行うことは好ましいことである。なぜなら，牛に対するストレスも少なくて済むからである。乾乳に用いられる場所は様々であり，気候やその場所の有用性などの要因によるところが大きい。例えば，スペイン北部のカンタブリアン（Cantabrian）沿岸地方の多くの農場では，上記の目的のために古い施設を改築して使用している（図2）。その他に搾乳の場所に柵を巡らせたりしている（たいていは適切な通路はない）（図3, 4）。または，最も寒い冬期間を除いて屋外利用している（図5）。乾乳期に放牧地にいる牛に対して，跛行のチェック，ルーメンや乳房の状態を毎日モニタリングすべきである。

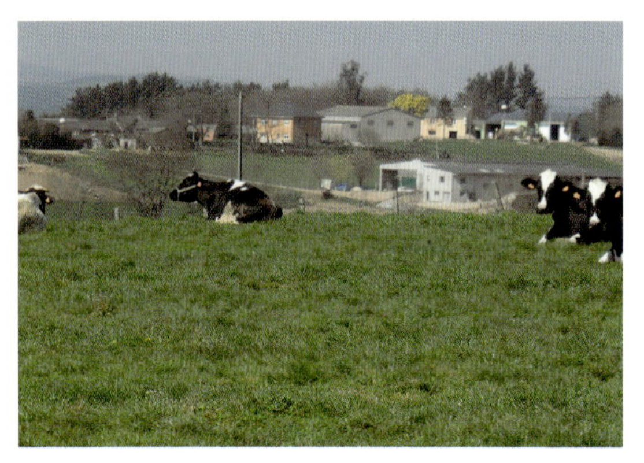

図5　海洋性気候の地域では，乾乳牛は通常屋外で飼養されている。これは，厳しい冬の時期を除いてほとんど年中である。

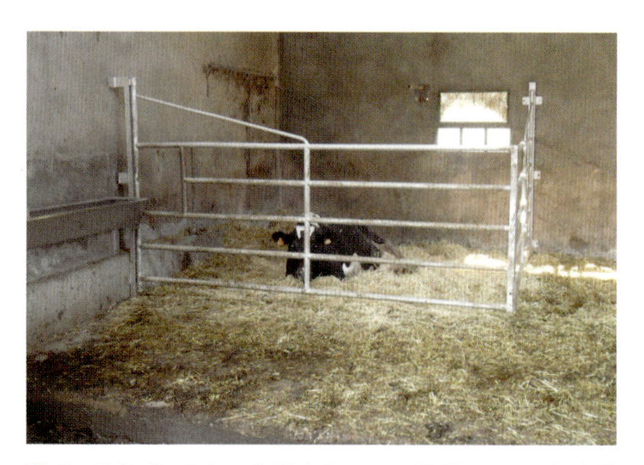

図6　分娩ペンとして飼養されている場所。ベッドと水槽に注目。

もし，牛が屋内で飼養されているのであれば，乾燥してゆったりとした快適なベッドで，十分換気がゆき届いた施設が提供されるべきであり，定期的な消毒の励行も重要である。飼料が給与される場所は十分に明るくするべきであるが，その他の場所は特に明るくする必要はない。それは，乾乳期において，暗さがプロラクチンの受容体の発現を促進するからである（フィードバック効果）。しかしながら，分娩後は十分に明るく照らされた場所で飼養することが不可欠である（図6）。

乾乳期に実施される治療

肢蹄の治療

乾乳牛の足に傷がみられたとき，それが機械的なものなのか，感染的なものなのかを速やかに判断すべきである。保定枠場は継続的に改良されており，腹部圧迫症のリスクの低減も図られてきた。一時的な扱いによって生じるストレスの程度は，治療に失敗したことによって起こる永続的あるいは反復的な跛行と比べれば何ともないだろう。跛行は痛みを生じ，足も動かしづらいことから，分娩や泌乳に向けて十分な準備ができなくなる（参照：7章 ケース1と2，p112とp114）。

ワクチネーション

農場組合によって策定されたワクチネーションのプロトコールは乾乳期において実施可能である。母牛の乳房炎や子孫となる子牛のウイルス性下痢症に対するワクチネーションを施すことができる。牛RSウイルス（BRSV），パラインフルエンザ3型，パスツレラが原因の呼吸器疾患に対してワクチネーションすること，その他の疾病のなかでは，エンテロトキセミア，白癬あるいはレプトスピラ症に対して再ワクチネーションすること，そして乾乳期において他の疾病に対する注射可能な処置を施すこともまたそれぞれ重要である。これら処置の目的は，子孫（子牛）を免疫すること，かつ分娩後の重要な時期に健康を危険に曝すかもしれない状況から母牛を保護することである。

駆虫

駆虫薬の取扱説明書と同様に多くの駆虫のプロトコールがある。乾乳期間を屋外で過ごす牛であれば，寄生虫感染のリスクが増加する。特に，乾乳期が春や夏になる場合は注意を要する。放牧する場所において，内部寄生虫の数や種類をコントロールすべきである。湿っている場所では特にリスクが高くなるので，このタイプの放牧地では，

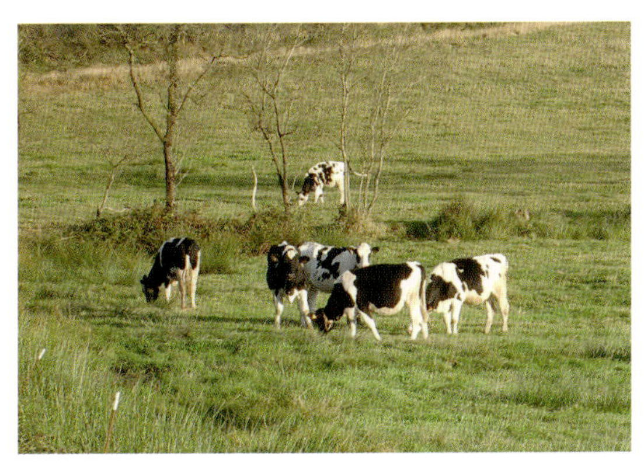

図7 多くの農場において，子牛と乾乳牛は寄生虫が多く生息する場所を共有している。この場合ではアシ（葦）の存在がとても湿っている場所で放牧されていることを示している。

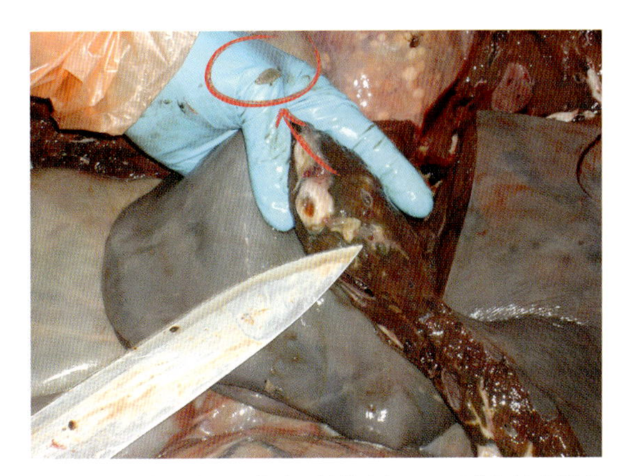

図8 肝蛭症。湿った草地に放牧されている牛にはより高い割合で寄生虫感染が起こる。

ボディコンディション評価

ボディコンディションは日常的に評価すべきであり，変動が多くリスクの高い牛は綿密にモニタリングする必要がある。乾乳期ではボディコンディションに基づいて群分けをするのが理想的である。

定期的な糞便検査成績とは別に，前もって策定してある予防のプロトコールを用いるべきである（図7, 8）。

ダニのような外部寄生虫は，ピロプラズマ症（バベシア症やタイレリア症）のような深刻で致命的な疾病を媒介する。これらの疾病はたいてい，春に乾乳期を屋外で過ごす牛において急性の発生を引き起こす（参照：7章 ケース6，p132）。疥癬ダニやシラミのチェックは励行するべきである。なぜなら，それらが出現したらすぐに投薬できるからである。フィラリア症もモニタリングすべき疾病であり，しばしば乳房の周りに潰瘍状の病変が生じる。そしてその病変は，真菌によって悪化する（図9）。いずれにしても，乾乳期は治療によって乳生産が邪魔されることもないので，感染症に罹患している牛を治療するには有効な期間である。

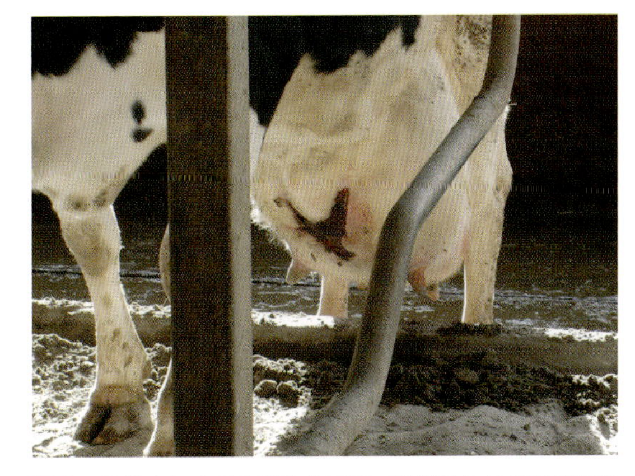

図9 糸状虫による典型的な病変；通常これらの傷は真菌によって悪化する。乾乳期には，局所への処置と寄生虫に対する治療を施すことができる。

その他の予防治療

各農場での予防プロトコールは，そこで多く発生する疾病の種類によって変化する。予防的処置としては，ビタミン（A，D3，E），セレニウム，プロピレングリコール（分娩前後），抗脂肝物質（BCSの高い牛），アミノ酸の投与が行われる。

3
妊娠後期と分娩

胎子の成長は，妊娠期間中の母牛の疾病（流産またはミイラ化を引き起こすような要因や事故を含む），あるいは特にストレスの多い環境（農場における工事，騒音，暴風雨またはブルータングのような疾病に対する集団的な初回ワクチネーションなど）によって変化する。

第2章の**表1**（p16参照）には，妊娠7カ月目から分娩までの胎子の体長と体重の増加の様子が示されている。

獣医師は，乾乳に入る前に直腸検査による妊娠鑑定を依頼される。また，妊娠期間のステージに関係なく，妊娠に関連した疾病の評価についても求められる。

乾乳前の妊娠モニタリング

獣医師は，日常の健康診断で各牛における利用可能なデータを検証し，その後の検査日に実施する仕事のプランを決定するべきである。データを取り損ねていることや，データが正しくないことがあるので，利用できるデータの質を評価しなくてはならない。

妊娠後期の検査

妊娠5〜7カ月の牛を直腸検査する際には，以下の所見を評価するべきである。

1. 最初にチェックすべき解剖学的なポイントは**子宮頸部**である。獣医師が子宮内容を評価するために尾部の方に優しく子宮を引っ張った際，妊娠子宮であれば本来ある自然な抵抗を感じとれる。また，腹腔に向かって垂れ下がっている子宮を確認できる。子宮壁の相対的な弛緩や，さらには指先での触診によって胎盤の大きさや直径を評価できる。

   妊娠期間のステージにかかわらず，直接的な触診によって胎子の活力が確認されることもある。しかしながら，妊娠後期（5〜7カ月）では，**胎子を触診で確認することは不可能であるかもしれない**。なぜなら，この時期にそのような検査をする場合は，胎子が腹腔の深い位置に移動している可能性があるためである。これは，農家にとっては意外なことであるかもしれないが，獣医師にとっては非常にもどかしいことである。
2. **卵巣は妊娠期間をとおして解剖学的な位置にとどまっており，いつでも触診可能である。**妊娠子宮角の卵巣には黄体が存在するため，反対側の卵巣と区別することができる。2つの卵巣の違いは超音波検査で容易に評価できるが，触診で区別するためにはトレーニングが必要である。
3. 最後に，獣医師は**子宮動脈**を検査すべきである。子宮動脈は妊娠3.5〜4カ月で容易に探し当てることができる。妊娠子宮角に血液を供給している子宮動脈は，走行している広い靭帯のなかで触知できる。過度な圧力をかけて触診してしまうと気付かない可能性があるので，優しく触診することが大切である（**図1**）。さらに，獣医師は動脈の拍動を確認できるだろう。

妊娠ステージが進むにつれて，評価あるいは分析すべき指標やパラメーターの数は増加する。

非妊娠子宮角に血液を供給している動脈の直径もまた拡大し，妊娠5.5〜6カ月で触診できるようになる。しかし，この動脈の直径はたいてい妊娠子宮角のものよりも小さい。そのため，両方の子宮動脈を検査すべきである。

最初の妊娠検査として，卵巣の触診を推奨したい。これは，どちらの卵巣が妊娠子宮角に対応しているかを判定するためである。その後，妊娠子宮角に血液を供給している動脈を触診する。検査はエラーを排除するように注意して実施し，乾乳

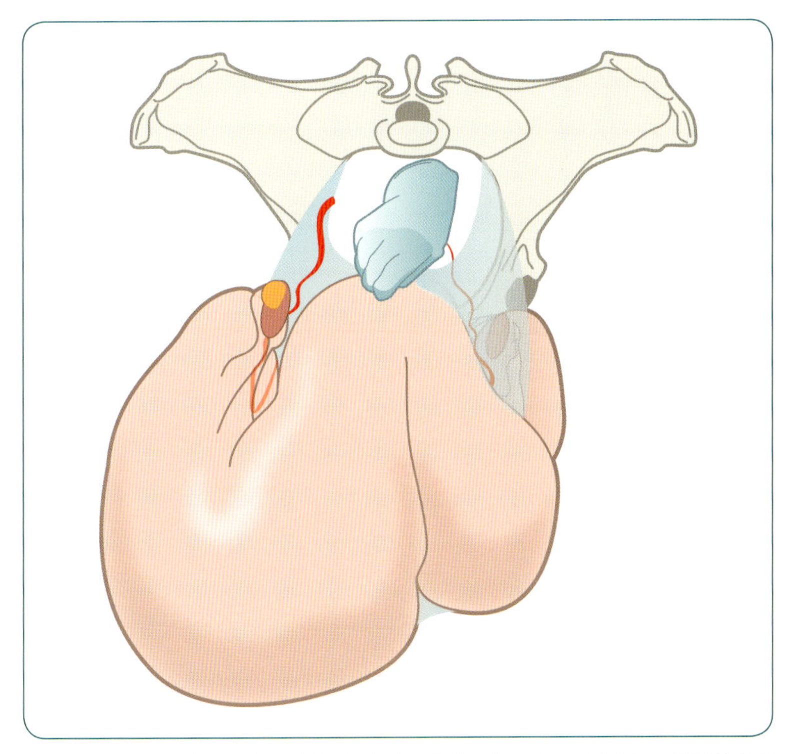

図1　妊娠7カ月齢。子宮の広範囲にわたる靭帯を通っている動脈は，直腸検査で触知できる。

となる日の計算違いが起きないようにすることが肝要である。

さらに，以下を忘れないようにしてほしい。もしも，非妊娠子宮角に対応する子宮動脈のみを触知したならば，妊娠期間のステージを2カ月ほど過小評価してしまう。

両方の子宮動脈を触診できるのであれば，右の表にあるような妊娠子宮角と非妊娠子宮角の動脈の関係に留意するべきである。

妊娠子宮角の動脈	非妊娠子宮角の動脈
6カ月	4カ月
7カ月	5カ月
8カ月	6カ月
9カ月	7カ月

このため，妊娠診断の時に両子宮動脈が十分に触診できない場合，あるいは現状や妊娠ステージを確認するためのデータが不十分である時には，十分に注意しなくてはならない。最初の診断は，後日いつでも修正できる。

例えば，正しいデータが使用されなかった場合，あるいは検査が正しく実施されなかった場合には，妊娠7.5カ月の牛が，ちょうど5カ月を超えるくらいであるように思われるかもしれない。このようなことがあると，結果として適正な時期に乾乳ができないこと，あるいは妊娠に関して誤った問題提起をすることにつながり，正しくない診断が導かれてしまう。

複数の事例において，双子妊娠もまた，特にその妊娠が最初に診断されなかった場合に混乱を生じる。これらの事例では，2つの黄体が同一ある

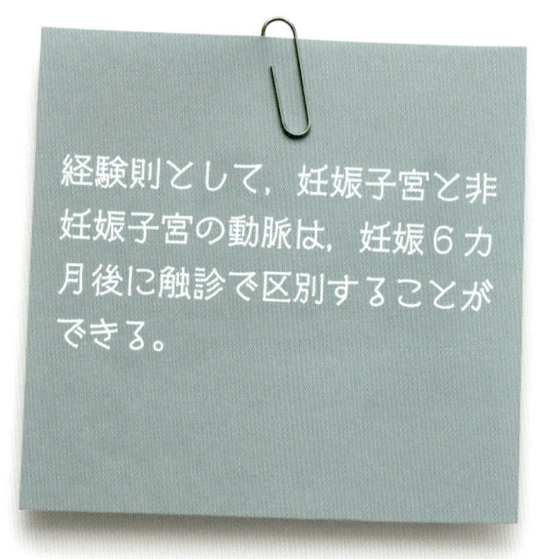

いは別々の卵巣で成長する。2つの胎子が1つの子宮角に入っている時，妊娠子宮角に血液を供給する動脈の直径は正常よりもさらに太くなるかもしれない。反対に，各子宮角に1頭ずつ胎子が入っている場合，子宮角の直径は，たいてい左右同様である。この特徴は妊娠ステージを評価する際に，混乱を招く。動脈の直径を測定することは主観的であり，その値には数量化する価値がない。加えて，動脈の触診のしやすさは，その牛のボディコンディションや太り具合に関係している。妊娠診断をする際，以前行った帝王切開，膿瘍，子宮筋腫からの子宮の癒着のような特別，あるいは困難な事例を伴うことがある。もしも，適正な記録管理が行われているのであれば，これらの異常所見を繁殖記録のなかにあらかじめ記録しておくべきである。獣医師は常に，当該牛の繁殖歴や疾病歴を参照しながら妊娠診断を実施すべきである。

妊娠に関連する疾病

獣医師は疾病に罹患している妊娠牛の往診を依頼される可能性がある。妊娠に関連した疾病として，胎子ミイラ変性，切迫流産，分娩前の子宮捻転が挙げられる。

胎子ミイラ変性

獣医師は特別な繁殖検査，あるいは日常の農場訪問で偶然このような症例に遭遇するかもしれない。

診断

ミイラ化の経過ステージにもよるが，直腸検査による最初の診察において，優しく子宮頸管をなぞり子宮を持ち上げることは比較的容易にできる。胎子ミイラ変性の場合は，液体が損失しているので，子宮の重さは正常よりも軽くなっている。また，子宮壁は滑らかで，正常な妊娠時にみられる典型的な胎盤は触知できない。しばしば獣医師は，直接胎子を触ることができるが（周囲の液体物がないため），生きているという所見は十分ではない。説明のつかない拍動を触知することがあるかもしれないが，たいてい妊娠子宮角に血液を送る子宮動脈の直径は，予想されるよりも小さい。

治療

健康状態は，分娩からの日数，産次数，遺伝的な価値，ミイラ化を引き起こしたかもしれない潜在性の感染症を考慮した，経済的観点から評価されるべきである。

当該牛を淘汰することにした場合，原則的に肉は食肉として消費される。

一方，牛を治療し，もう一度受胎させることにした場合は，プロスタグランジンを投与し，その効果をモニタリングすべきである。ある症例では，ミイラ化した胎子は腟内にとどまるくらい十分に小さいものである。したがって，プロスタグランジン投与後 2～5 日は検査を励行すべきである。10～15 日後に再び投与することが必要になるかもしれないが，ひとたび投与を開始したら，できる限り再受胎させるようにすべきである。

切迫流産

通常，農家は，妊娠牛がいつもと比べておかしい行動をしている，いきんでいる，腟から液体が排出されている，あるいは胎子が目視できる，といった状態になっている時に獣医師に往診を要請する。

診断

流産の原因は多様である。流産は何かしらの疾病の所見でもあるかもしれない。

最初に，獣医師は一般的な健康状態を評価すべきである。腟検査は理にかなっており，子宮頸管の拡張の程度や，胎子が整復を要するような死産を起こす位置にいるかどうかを判断するうえでも大切である。流産の初期のステージでは，子宮頸管はたいてい閉じている。これらの症例では，直腸検査によって，正常の子宮壁と比べて子宮の緊張が増加していることが分かる。これは，流産に伴ってプロスタグランジンの放出が増加しているためである。胎子あるいは子宮の気腫もまた評価すべきである。

すなわち，これらの所見のどちらが確認されても危険な症例であることを示しており，その牛の生命が危ういということになる。

治療

通常，流産後すぐの牛の肉は食肉としては利用されない。したがって，流産のプロトコールとして，胎子を排除すること，母牛の隔離と治療，そしてもう一度母牛が受胎できる可能性を評価することが重要になってくる。考えられるべき付加的な要因として，分娩からの日数，産次数，遺伝的価値が含まれる。また，流産の原因を探るべきである。

一般的な治療：

- 抗生物質とプロスタグランジンでの治療
- 6～8 時間おきのモニタリングと検査，必要であれば胎子の摘出

胎子が気腫の場合，投薬が成功することは少なく，獣医師はしばしば胎子の摘出を実施しなければならない。これは，とても骨の折れる行為である。これらの症例の場合，その牛が再び受胎することはきわめて稀であり，と畜場に送らなければならないかもしれない。子宮壁が気腫の所見を示していない場合，帝王切開を実施すべきである。

> すでに妊娠中期に達している牛の妊娠診断では，胎子，卵巣，子宮動脈の触診によって得られる情報を評価すべきである。
> この情報は，臨床履歴データやその他の利用可能な記録が得られた時，より信頼性が持てるものとなる。

しかしこの手術では，胎子や汚染されている液体による腹膜汚染が高いリスクで起こり得ることを忘れてはならない。

要するに，最善のアプローチは母牛の生存を優先し，薬剤の休薬期間が終了した後に売却して肉利用を図るということである。

分娩前の子宮捻転

この状態は，牛がまだ分娩の準備ができていない可能性のある，妊娠7カ月を経過した後に出現する。

診断

牛の症状や既往歴を見た後に，子宮の捻転状態の検査によって診断される。落ち着かない状態，食欲の消失，頻脈，疼痛症状，いきんでいること，疝痛症状，そして牛が泌乳している時は，突然の泌乳量低下といった所見が認められる。

膣や直腸検査の後，獣医師は緊張部位を探し当てるべきである。

- **子宮頸管の前に捻転がある場合**：捻転は，子宮内容と頸管の間で起こっている。この状態は，胎子仮死を引き起こす。膣と頸管は比較的弛緩しており，場合によっては診断が難しいこともある。
- **子宮頸管の後に捻転がある場合**：子宮頸管の後ろで捻転が起こっており，膣の状態にも明らかな影響がみられる。頸管の入口は捻転している側に向かって偏向しており，その緊張によって膣の皺が形成される。

子宮頸管の後の捻転は**膣検査**によって診断することができるが，子宮頸管の前の捻転は，気付かれない可能性がある。

子宮頸管の前あるいは後ろの捻転の両者ともに**直腸検査**によって診断することが可能である。この検査は，子宮頸管の前の捻転を判断する際に最も信頼性のある方法である。それは，広範な子宮靭帯の緊張が正確に把握できるからである。加えて直腸検査では，捻転の程度や胎子あるいは子宮壁の気腫の可能性を評価することができる。

治療

本項では，子宮捻転の可能性のある解決策について記述するが，この特別な状況下での本質的な治療法に関しては述べない。分娩状態ではない牛の子宮捻転に対しての治療の成功率はたいてい低く，予後不良である。また，農家あるいは従業員からの最初の稟告は重要である。

- まだ分娩の状況にない場合は，牛を回転させるべきではない。なぜなら，獣医師が胎子を十分に掴んで引っ張ることができないためである。
- 腹部切開は唯一の解決策である。しかしながら，このアプローチは，捻転が初期のステージで診断され，子宮に認識可能な変化が認められない時に使用するべきである。問題の解決は容易ではないが，捻転の整復が重要である（図2）。この外科手術は子宮や胎子の位置操作に関連したリスクが伴うため，合併症に注意が必

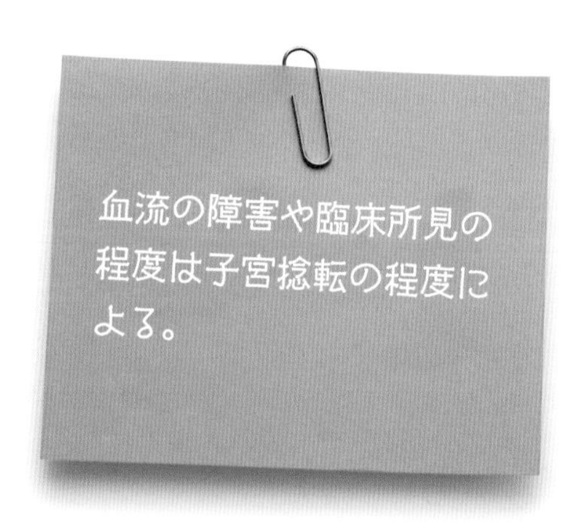

母牛と胎子の生存力は，子宮捻転の程度が同じだとしたら，子宮頸管の前の捻転と比べて，後の捻転の方でより高い。

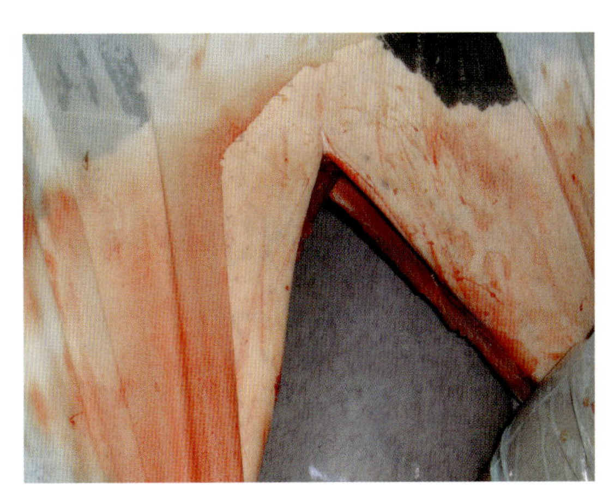

図2　分娩前（妊娠8カ月）で子宮頸管の前で捻転を起こした牛。動脈と静脈の循環が障害されたことによる子宮（妊娠角）のチアノーゼが見られる。この症例では，獣医師は母牛を助けるために帝王切開を実施した。

要である。外科手術の間は，胎子の活力を評価すべきである。万が一，胎子が死亡していた場合は獣医師は帝王切開によって胎子を娩出させるかどうかも判断する必要がある（図3）。農家は外科手術の危険性をあらかじめ常に獣医師から説明を受けるべきである。

- 明らかに捻転を引き起こした原因（跛行，牛が快適な起立を妨げるような狭い囲いなど）を獣医師が突き止めたなら，最善の選択肢は関連性のある法律に則って当該牛を食肉として出荷することである。
- 獣医師は腹部切開によって，靭帯や脈管の弛緩が観察されるまで子宮捻転を整復する努力をしなくてはならない。最終的に抗生物質を投与するが，ショックを回避する必要がある。また，当該牛には休息と回復のために十分な時間を与えるべきである。

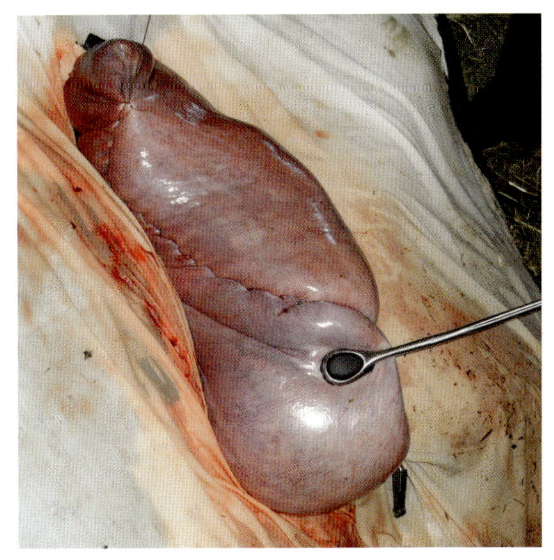

図3　子宮捻転が解決した後の帝王切開。漿膜はまだ正常な外観に戻っていないが，子宮壁への血流が戻った点に注目（図2参照）。

分娩

分娩後に泌乳がはじまるが，分娩は農家と獣医師の双方にとって緊張する時期でもある。それは，1つの段階が終了し，新たな段階のはじまりを示すものだからである。そして，この結果が未経産牛と経産牛のいずれにおいても，その後全体の生産段階の成功を決定するからである。牛を健康に分娩させるために多くの作業が必要であり，この重要な時期における管理は牛の泌乳曲線に影

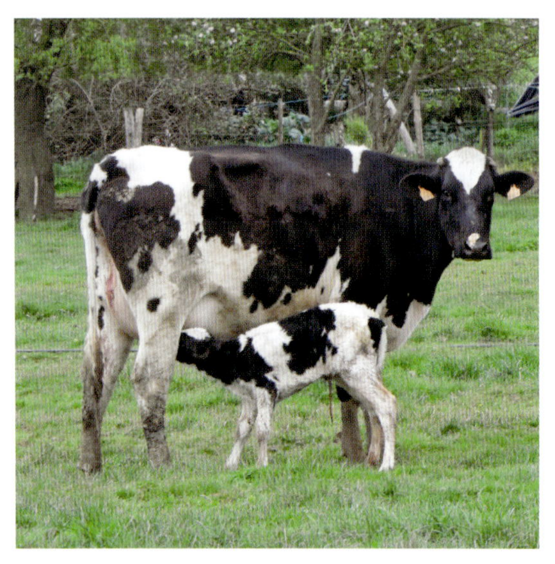

図4　泌乳開始直後の乳牛（フレッシュ牛）と初乳を飲んでいる子牛。母子ともに健康。

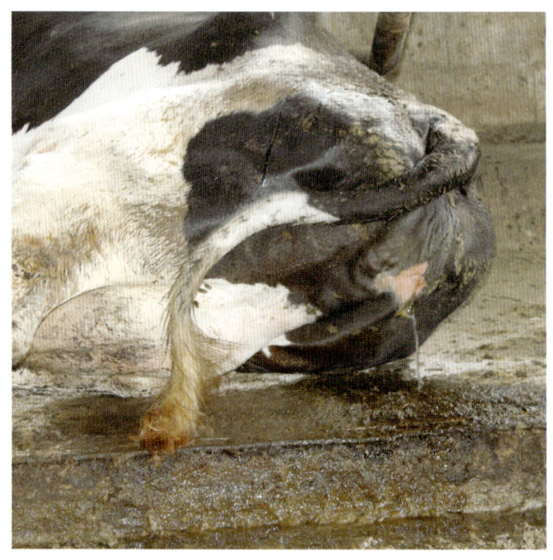

図5　分娩前の牛。分娩は36時間以内に起こると予測される。

響を及ぼす（図4）。周産期において，疾病の発生割合は最も高くなる。

生理的な分娩

ホルモンの変化

胎盤や卵巣から分泌され，妊娠期間中に維持されている**プロジェステロン**の濃度は分娩後2〜3時間で急速に低下する。

妊娠期間をとおして，**エストロジェン**の濃度は徐々に増加する。しかし，より著明な増加は妊娠期間の最終週に起こり，分娩の2日前にはピークを迎える。エストロジェンは，子宮筋層と分娩時に子宮の収縮を促すアクトミオシンの合成を促進する。これらのホルモンも産道の骨関節の弛緩と関連しており，分娩の際に骨盤の伸縮性を促進する。

分娩約24時間前，胎子と胎盤の相互関係，子宮筋層の変化やエストロジェン濃度の連続的な上昇がホルモンの一連のカスケードを引き起こす。すなわち，**コルチコステロイド**や**プロラクチン**の濃度が上昇する（図5）。これらのホルモンは，分娩を促進する天然の**プロスタグランジン**や**リラキシン**や**オキシトシン**の産生を増加させる。

分娩のステージ

準備期（持続時間：2〜8時間）

準備期は，胎子の娩出前の24時間に起こる最終的なホルモン変化を伴っている。牛は，特に通常の環境ではない所に置かれた場合，落ち着きなく見えるかもしれない。妊娠牛は環境や同居牛，携わる人の変化に非常に敏感である。

拡張期（持続時間：2〜6時間）

この時期には子宮収縮がはじまり，産道を通って進むために胎子が回転したり，位置が変わったりする。すなわち，通常胎子は拡張がはじまる前に，すでに体を曲げている。胎子は，羊膜嚢や尿膜嚢のなかで，産道に向かって環境に適応しながら，回転したり，頭部や四肢を伸展したりしてい

分娩におけるサイン

正常な出産が行われている間，ホルモン変化は生理的な変化を引き起こす。

- 陰門，会陰あるいは乳房の浮腫（図6）。
- 骨盤の筋肉と骨盤結合の弛緩。これらは産道を柔らかくし，胎子の通過を容易にする。
- 胎子の降下とともにこの変化は腹部を洋梨状にし，結果として臀部の筋肉を弛緩させる。
- 乳頭槽の拡張。この変化はしばしば経産牛において容易に認められる。一方，初産牛では浮腫のためにはっきりとしないこともある。この臨床所見は，12時間もしないうちに分娩することを示している。

どのようなケースにおいても，分娩に関わるすべての特徴的な所見は全体的に評価されるべきである。

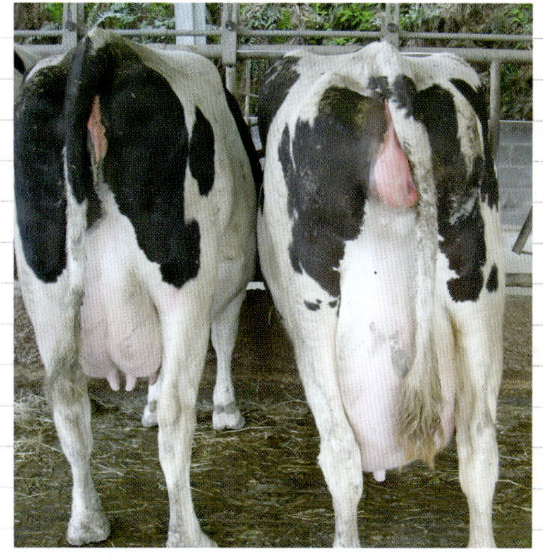

図6　分娩前の陰門と乳房の浮腫。この牛は，右側を下にして横たわっていたので，浮腫は左側によりはっきりと現れている。

る。

子宮頸管は，頭部や前肢の蹄あるいはその他の胎子の構造物に合わせてくさび型となり，子宮から腟に向かって連続的に拡張と開口が起こる。そして，最終的に子宮，頸管，腟を連結して1つの経路が形成される。初産牛では，この経路の最終部においてわずかに胎子の出口を妨げる場合がある。それは，腟の入口に当たる部分が経産牛に比べて弾力性に乏しいことがあるためである。

胎子が尾位の場合は，子宮頸管に対する頭部のくさび型効果が減少することに注意しなければならない。実際に，尾位の場合はしばしば難産となる。これらの症例では，胎子の活力は減弱する。たいていの場合，へその緒が正常ではなく引きちぎられる。その場合，脈管系の損傷をもたらす尿膜管開存のリスクが高まり，感染が生じることがある。頭位に比べて尾位の場合は分娩の際に獣医師の介助が必要となることが多く，胎子の摘出技術は複雑となる。

胎子の娩出期（持続時間：0.5～2時間）

この時期に，胎子は子宮内での回転を終了し，子宮頸管に向かって移動する。産道における胎子の存在は，子宮の収縮の強度や頻度に刺激を与えることになる。子宮が拡張する際の胎子による伸張運動は，必然的に後肢の運動を伴う（頭位）。後肢の運動は，膿瘍，癒着，子宮炎に準じる炎症の発生の原因となることも考えられる。なぜなら，時に胎盤停滞あるいは子宮炎を経験せず，分娩時の介助を必要としないような健康牛においてでさえ，分娩後の検査でそれらの疾病が発見されることがあるためである。

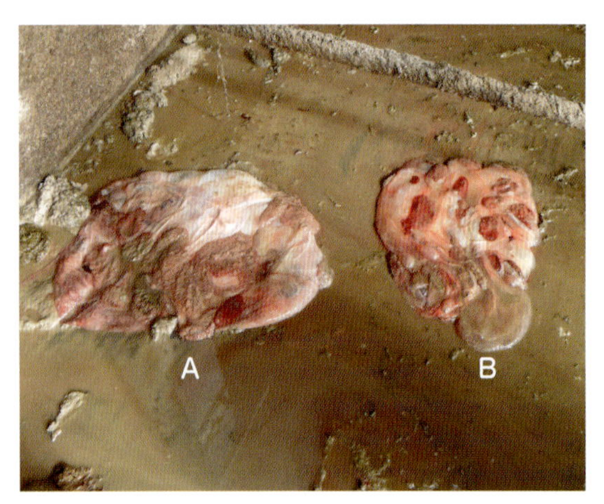

図7　胎盤排出の異常。妊娠子宮角（A）の胎盤は非妊娠子宮角（B）と区別できる。2つの子宮角の胎盤の大きさと直径の違いに注意。

正常な分娩では，尿膜嚢と羊膜嚢は胎子よりも先に突き出てくるので，これらの嚢は外陰部の圧力や牛の筋収縮によって破れる。しかし，症例のなかには，特に羊膜において，手で破らなければならないこともある。また，これらの嚢が子宮内で破れてしまう例もある。このような現象は，ほぼ難産に関係している。

難産の例を除いて，自由に起立している牛は通常，胎子を娩出する前に横たわる。この体勢は，効果的に腹部の筋肉が働き，股関節は床でしっかりと支持される。牛の恥骨結合は，分娩時のホルモン作用によって遊離し，股関節の安定性も減弱する。

牛が横たわる「向き」は分娩を成功させるためには重要である。牛が分娩をはじめる前（生理的な頭位），胎子は子宮のなかでわずかに右か左かのどちらかに体を曲げる。母牛は胎子が体を曲げている方向の向きに横たわるだろう。それは，母牛と胎子の脊柱を並行にするためである。

この体勢は，母牛の仙骨の隆起線から離れて胎子の頭が外側に向けられている場合に好都合であり，産道幅を最大限利用できるようになる。同様のことが尾位の場合でも起こる。つまり，子牛の臀部が産道に斜めに入るということである。分娩時にこれを認めた場合，臀部を前方に押した後にその他の部位を同様に押し，左右の後肢を交互に牽引する。このような操作をする際には，母牛が横たわっていることが重要である。横たわることによって，股関節脱臼のリスクは減少する。

胎子の娩出において，初産牛では膣の開口部が狭いのでより長く時間がかかる。

胎盤の排出期（持続時間：2～12時間）

分娩は胎盤が排出されるまで終わりとは言えない。胎盤の排出までは，補助者は油断してはならず，周囲の環境を清潔にして慎重に牛を取り扱わなければならない（図7）。この排出期の持続時間は，書籍において様々なデータが示されているように，大いに変化する。すなわち，難産あるいはそれに伴う疾病が胎盤の排出に影響を与えるということである。この排出期は，準備期におけるホルモン変化とともに胎子娩出の前からはじまっており，胎盤と小丘の間の接着部位の生理的な虚血が誘導される。

産褥期（分娩後の初期）

子宮の退縮は，胎盤が排出された時からはじまる。すなわち，24時間以内に子宮頸管はほとんど閉じ，4～6日以内に子宮の大きさは半分に減少する。牛は分娩後2～3時間のうちに，尿膜嚢と羊膜嚢から残っている液体（悪露）を排出する。これ以降の悪露排出はよくあるものではない。悪露は，滲出物と胎盤の残渣より構成されており，主として，分娩後10～12日の間に排出される。この悪露は混濁しており，その色も変化に富んでいる（膿瘍あるいは子宮炎の存在による）。同時期に感染を起こしていた場合，悪露の色や組成は非常に変化する。牛が分娩後に健康な場合，その子宮の筋肉は良好な張りを示す。

この時期は大変重要と言える。なぜなら，多くの研究において分娩後の初期の乳生産と将来の生産性や繁殖性の関連性が示されているからである。

分娩における注意点

- **分娩が近付いている時は牛の管理変更は避ける。**いかなる変化もストレスとなり得るので，分娩時期に近ければなおさらである。

  この時期には，生理学的あるいは社会的な混乱を避けるために，一定の基準で集団をつくるべきである。このような対応によって，慣れた環境での分娩を保証できる。近くの別の畜舎が分娩の期間に使用されているかもしれないが，社会的な混乱が起きないように管理するべきである。分娩は牛が胎盤を排出するまでは終わりではないことを覚えておかなくてはならない。
- **必要に応じて分娩時の牛をモニタリングし，介助することが重要である。**容易にモニタリングできるような場所で分娩を迎えられるようにするべきである。その際には，牛の不必要な不安をあおらないようにすることも大切である。軽率あるいは度を超えた取り扱いは避けるべきである。
- **分娩する場所は清潔に保つべきである。**牛が分娩する場所は清潔で，広く，快適で，安全（滑らない床）でなければならない。そして，新生子牛の生理的な要求を観察するのに相応しい場所として準備しなければならない。分娩中に介助を要する場合，適切かつ清潔な資材（分娩に使用するロープ，潤滑剤など）を常に使用し，清潔な水も必要である。家庭用の食用油や洗剤は使用はしない。

難産

正常な分娩生理を変化させるような要因は，難産の引き金となる。

難産の原因となる母牛側あるいは胎子側の問題

過大な胎子

胎子の大きさが母牛と比べて明らかに不釣り合いである場合，獣医師はその状況を評価し，強制的に娩出すべきか，あるいは帝王切開すべきかを決断しなければならない。帝王切開は不相応な大きさの胎子が産道に入り通過に困難を伴う場合，通常最も取るべき選択肢である。胎子にとって母牛の胎盤を通過している時に胎子の胸部が強く圧迫されることは，重大な苦痛であり，結果として非常に生存力が低下することになる。このような可能性を排除することの必要性よりも，帝王切開をより高い確率で実施することが推奨される。子牛の価値にかかわらず，獣医師による不適切な決断がその後の乳生産を危険に曝すことになる。

初産牛

たとえ子牛の蹄や鼻が外界に現れていても，操作を急いで行うことは推奨されない。

しかし，獣医師は油断しないことが大切である。腟前庭や陰門部の輪状部分を通り抜ける時に，胎子にとっては介助が必要かもしれない。通常，適切な資材を用いて優しく牽引することで胎子を十分うまく娩出できる。しかしながら，会陰に断裂がある場合は会陰切開が推奨される。多くの事例において（胎子の位置などの），突然の操作は結果として牛に機能的な変化をもたらすことになる（腟前庭の頂部の硬さが喪失することなど）。これは，会陰の断裂（参照：7章 p123,

悪露のタイプ

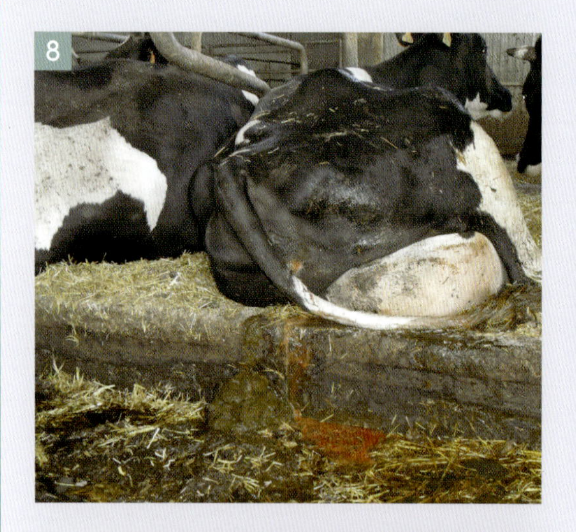

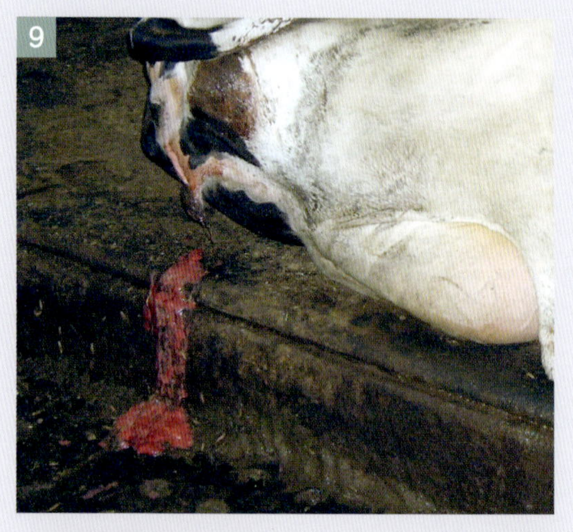

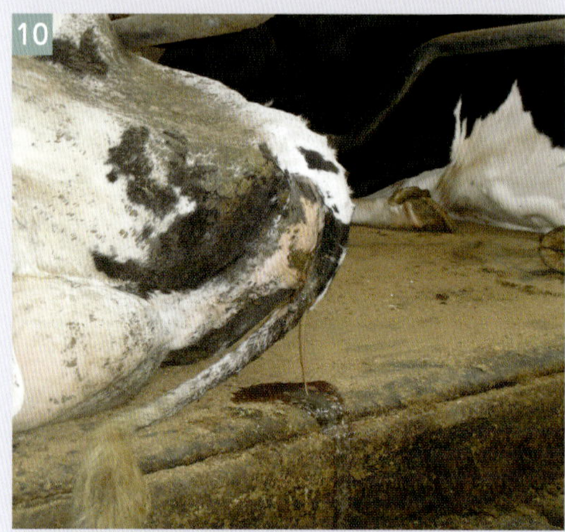

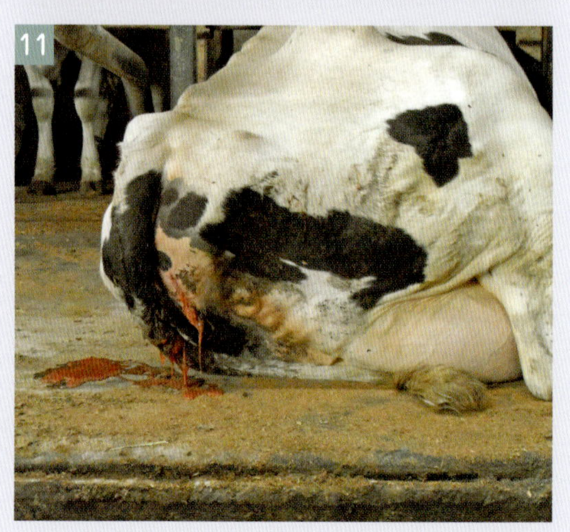

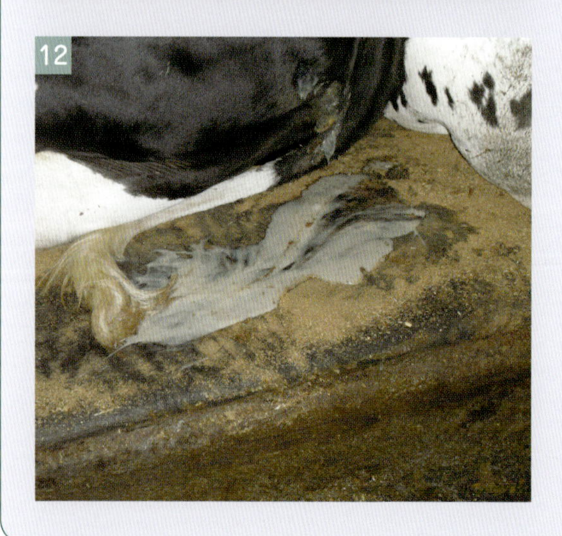

図 8　分娩後 3 日目で悪露を排出している牛。

図 9　分娩後 3 日目で血液を含んだ濃密な悪露を排出している牛。

図 10　分娩後 9 日目で健康的で薄く，汚れていない悪露を排出している牛。

図 11　分娩後 10 日目で血液を含んだ濃密な悪露を排出している牛。

図 12　分娩後 11 日目で白っぽい悪露（子宮炎）を排出している牛。

覚えておくべきこと

　分娩初期の間に牛を注意深くモニタリングすることは大切なことである。なぜなら，将来の生産性を考える際，生理的かつ経済的な点からきわめて重大で繊細な時期であるからである。分娩後の牛をよりよく管理するためには効果的な予防策や治療方法を構築することが大切であり，最終的に牛の収益性を高めることになる。

ケース 5.1）あるいは腟疾患（参照：7 章 p127，ケース 5.2）の引き金となり，分娩後の回復や泌乳に影響を及ぼす。そのうえ，未経産牛の分娩に対する不適切な取り扱いによって生じた問題は，まさに生産を開始すべき時，かつ経済的に利益が生じる前において，結果として不妊症をもたらしかねない。

尾位

胎子が尾位の場合，その分娩が難産になることを考慮に入れなければならない。この場合，産道が胎子を受け入れることができれば最良の結果が期待できる。頭位と比べて，尾位では胎子による子宮への持続的な圧力は限定される。

胎子の胎位と母牛の脊柱の縦軸と胎子との関係が検証されたなら，母牛を適切な向きにし，胎子の娩出を継続することが推奨される。ロープは，しばしば分娩を促進するために使用される。ロープを左右それぞれの脚にくくりつけて，子牛の股関節を前方に進めるように交互に牽引する。

尾位の場合，胎子の生存力は頭位と比べて低い。分娩後，子牛の気道の内部を清潔にするために，重力を利用して垂直に持ち上げるべきである。これは，心肺機能を賦活化する中枢興奮薬を用いた薬理学的手法に頼らない方法である。

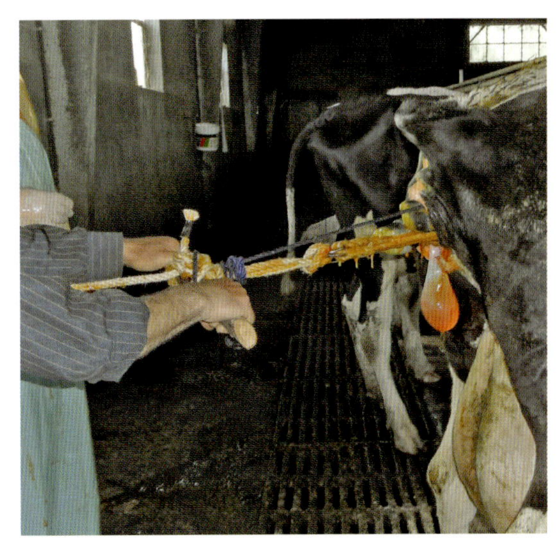

図 13　胎位異常による難産（胎子の頭部の屈曲）。この難産では，ロープで胎子の顎を確保した後に牽引した。

胎位異常

この主題については，詳細に書かれた本がある。Franz Benesch によって著された『Veterinary Obstetrics』があり，「Pathological Calving」の章を推奨する。

胎位異常の診断，薬剤を用いた治療法，外科的処置はこの何年かの間でかなり改良されてきた。反対に繁殖の現場では，以前に示された原則に基づいた方法が継続して実施されている（図 13）。

子宮捻転を伴った分娩

難産ではこのタイプが一般的である。母牛は分娩しようとしているが，子宮の拡張がうまくいかず前に進めないので，胎子は娩出されない。

事例によっては，捻転は分娩の何時間か前に診断されるが，例えば，分娩時にホルモン分泌の準備がなされていないので，子宮の拡張あるいは胎子の娩出ができないということがある。

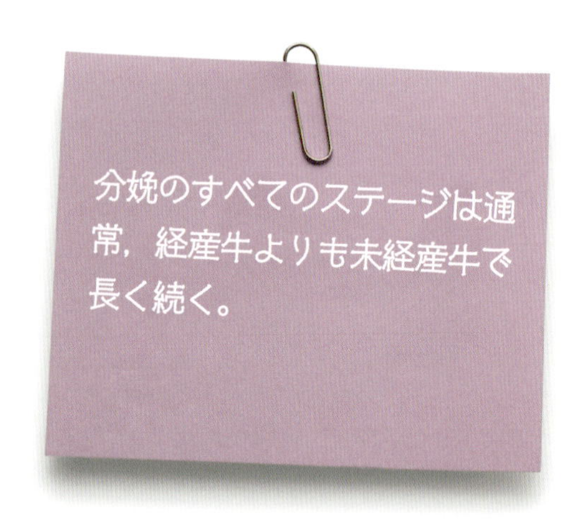

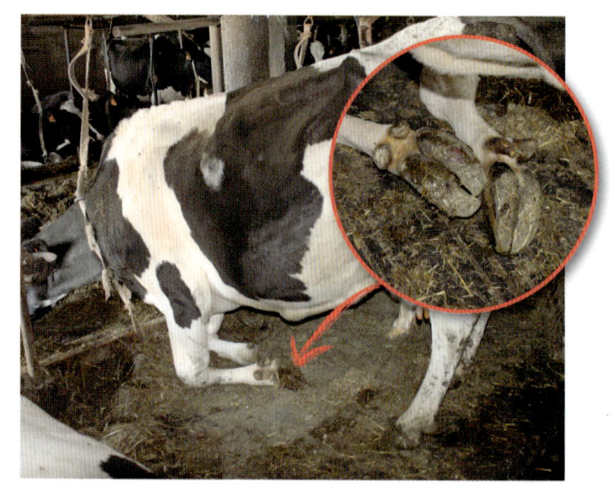

図14　牛の前肢の蹄に潰瘍が認められる。この牛は数分間膝を立てたままでおり，起き上がる前に左右に揺れ，動いていた。この状況は，妊娠牛において捻転のリスクを高める。

病因

子宮捻転の原因は広範である。

- 動きが相当制限される，あるいは不適切な大きさの飼養場所。牛は起立するために狭いスペースで，時に様々な起立方法を試みなければならない。
- 一風変わったタイプの跛行，特に前肢の損傷。このタイプの跛行では，牛は起立する前に，膝で自身を保持して左右に揺り動かすような行動を取る（図14）。
- 分娩に近い時期の輸送。
- 分娩中における胎子の突然の動作。
- 乾乳群における雄牛の存在。雄牛は新しく加わった雌牛にストレスを与えることがある。つまり，新入りにとっては恐怖であるかもしれないということである。

症状

子宮捻転を伴っている牛は，射乳，乳頭槽の充満，不安げな様子（頻繁に寝起きする，図15，16）といった別の臨床症状を示すかもしれない。また，尻尾の根元を曲げたり上げたりすることや，しばしば疝痛症状を示す（腹部を頭でこすったり，脚で蹴ったりする）こともある。

診断

子宮捻転を診断するために，以下を知ることが不可欠である。

- **牛が分娩している場合**

  前もって得た人工授精あるいは自然交配の日程情報と分娩の状態を評価すべきである。

  獣医師は，腟検査をしながら，子宮の入り口の障害の程度を判断することができる。また，これによって捻転の程度が分かる。

  分娩時のホルモン活性によっては組織は柔らかくなるので，もしも，獣医師の手が腟を通過して，その手を回転させることができるならば，子宮への接触が促進されることになる。

- **捻転の範囲と方向**
  - **子宮頸管の前で起こる捻転**：この捻転は子宮頸管前で，子宮の最も高い位置で起こる。このタイプの捻転は母牛や子牛にとって最もリスクの高い状況を引き起こす。なぜなら，これは子宮内で胎子の利用できるスペースが削減されるからである。他のタイプの捻転と比べてこのタイプでは，血液循環障害により有

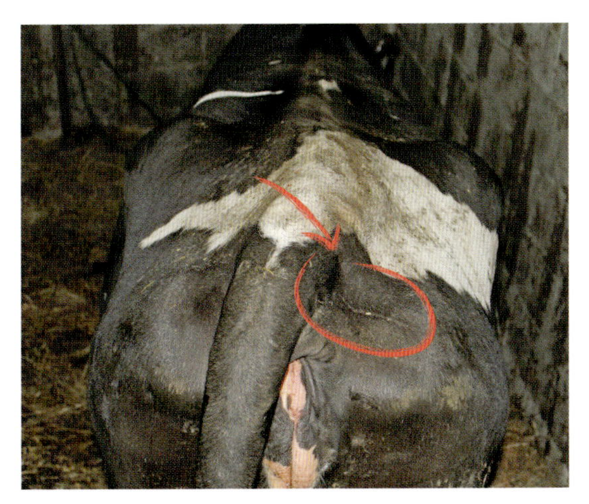

図15　反時計回り（後方から認められる）の子宮捻転での難産。子宮の変位によって靭帯や筋肉の緊張が高まり，牛の右側に窪みが認められることに注目。

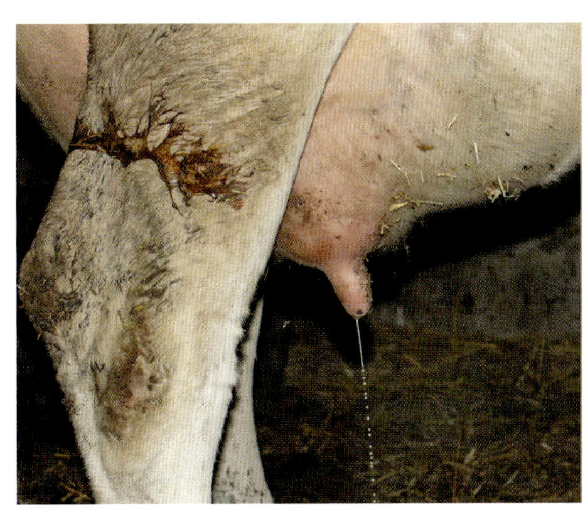

図16　乳の排出。これは分娩が長引いた難産で起こる可能性がある。

害な影響をもたらす。子宮頸管の前で起こる捻転の診断は難しい。子宮頸管の変位が大きく起こらないと，膣検査でも気付かないかもしれないからである。したがって，直腸検査をすることが不可欠である。適切な解決のためには，いずれの方法でもよいが，捻転の方向を判断すること（後ろから見て，時計回りあるいは反時計回りか）が重要である。

■ **子宮頸管の後で起こる捻転**：このタイプの捻転は子宮頸管の後ろで起こり，膣に影響を与える。そのため膣検査によって容易に診断がつく。獣医師は，膣検査の際に子宮に接触するため，手をコークスクリューのように回転させ，その捻転の方向を探る必要がある。膣動脈は膣の底面に位置している。子宮頸管の後で起こる捻転は結果としてこれらの動脈の変位を生じさせる。すなわち，左の捻転の場合は，子宮の位置の変位によって，右の膣動脈が持ち上げられることになるだろう（右への捻転の場合は逆になる）。捻転の程度によっては子宮の入り口が障害されているので，直腸検査が推奨される。

■ **捻転の程度**

子宮捻転は様々な程度の捻転（90度，180度，270度）を含み，膣から子宮へのアプローチをブロックして，その解決を妨げる。90度の捻転の場合，通常頸管を経由して子宮を容易に接触できる。このタイプが分娩の何時間か前に診断された場合，分娩準備期の間に，母牛と胎子の動きによって自力で解決し得る。

捻転の程度がさらに大きい場合は，母牛と胎子双方への血液循環が障害されるので，その解決は難しくなる。膣検査と直腸検査によって，靭帯の張りのレベルを把握することができる（図17）。この解釈は主観的なものではあるが，獣医師はその結果から捻転の程度を判定することができる。

治療

治療は診断によるが，その際に獣医師が物理的に整復できるかどうかが重要となる。

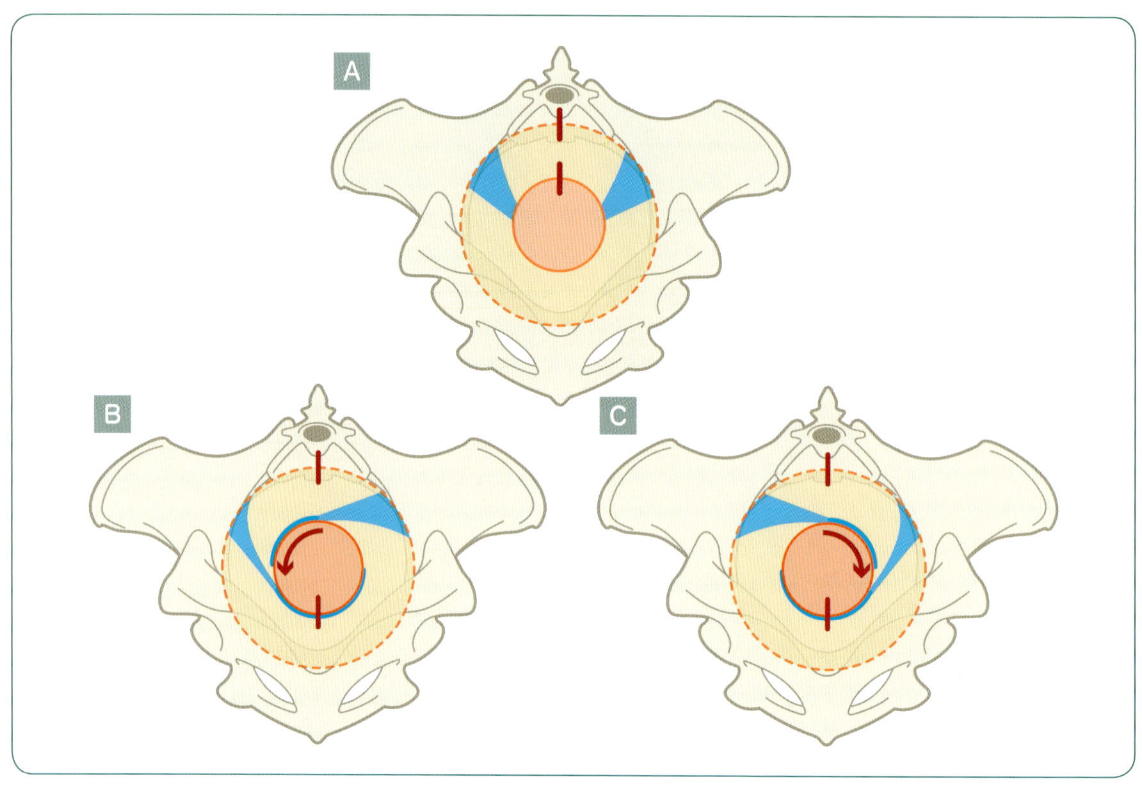

図17　子宮の概略図。(A) 正常，(B) 左の捻転，(C) 右の捻転

■**膣を経由した捻転の解決方法**

この方法は，胎子と子宮の位置を確認し，その両者を回転させることである。獣医師は常に捻転とは反対の方向に操作しなければならない。すなわち，後ろから見て反時計回りの捻転の場合，胎子は時計回りに回転させなければならない。

尿膜嚢と羊膜嚢を破裂させないようにすることが望ましい。しかし多くの場合，それを避けることは不可能である。

■**胎子の胎位が長軸で頭側である場合，**獣医師は胎子の首筋を支持しながら胎子を回転させなければならない。この用手分娩には体力と熟練が要求される。胎子の頭を子宮頸管の入り口に向かわせて引っ張るために，ロープを用いて顎を確保することは手助けとなるかもしれない。

他のケースとして，胎子の前肢が後方に押し付けられている，または曲げられているために頭部が圧迫されている場合がある。その時は，前肢のいずれか一方を確保することが手助けとなるかもしれない。別の役立つアプローチとして，腹部の外側を厚板で，あるいはその代わりに人を両側に1人ずつかがませて背中で腹部を保持することによって，圧力を上方に振り向ける方法が挙げられる。1つとして同じ子宮捻転はなく，成功のためのアプローチはそれぞれ大きく異なる。牽引は，胎子の脊柱が母牛の白線部分を通り抜ける，すなわち緊張が減弱するポイントまで継続し

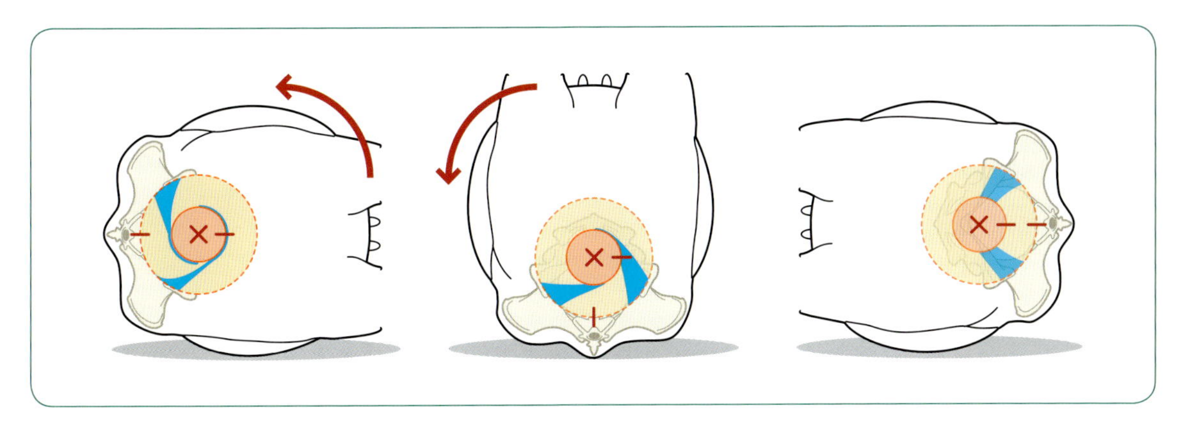

図18　反時計回りの子宮捻転牛の牛に対するローリング法

て行わなければならない。

捻転を修復した後，獣医師は分娩を介助しなければならない。母牛の子宮の拡張の程度にもよるが，（最初に促進された子宮頸管の拡張によって）胎子を引き出すか，あるいは生理的な拡張を進めるようにするが，その場合，2時間後に状態を確認するべきである。難産を引き起こす別の要因がないのであれば，捻転が整復された後は正常な分娩が円滑に進行する。子宮捻転における分娩後の直近の注意点として，子牛の気道を清潔にすることが肝要である。

容易に断裂してしまう子宮頸管の弾力性をモニタリングすることは重要である。また，胎子の急な牽引は子宮脱の引き金になる。

■**胎子が尾位の場合，**獣医師は胎子の臀部を保持して，それを回転させることを試みるべきである。回転させる力がかかった際に，胎子が腹部の方に向かって動くことを防止するために，しばしば底面にある後肢をロープなどで結ぶことが必要である。胎子が尾位の場合，子宮の拡張や牽出はより複雑なので，胎子を引き出す過程は頭位の場合よりも慎重に進めるべきである。

■**ローリング法**

獣医師が腟を経由して胎子の位置を整復できない時は，母牛をローリングする方法を取る必要があるかもしれない。この方法は最初から採用することもできる。ローリング法では，胎子の複数の部位（脚，頭，またはその両方）を固定することが必須となる。そのうえで子宮を中心として母牛を回転させる。外部からの胎子に対する持続的な牽引を行うために，一定に固定されたまま行うものである（図18）。

後ろから見て捻転の方向が判定されたら，その牛を捻転が確認された側に注意深く倒す。もし捻転の方向が反時計回りであれば，広々とした良好なスペースで左側に倒す。前肢と後肢は，腹部に持続的な圧迫が生じないように縛る。ロープを胎子に取り付けた後，母牛を捻転が確認された方向に回転する。そして，回転後の結果を腟検査あるいは直腸検査で確認する。もしこの過程がうまくいかなければ，再度牛を回転させて捻転の状況を再評価しなくてはならない。これらのケースにおいて，要求される分娩後の管理は他の難産の場合と同様である。

■**帝王切開**

捻転が用手法で整復することができない，あるいは二次的に解決できない，その他の難産（不十分な子宮の拡張，不均衡に成長した胎子）が発生した場合，帝王切開を実施するべきである。

子宮捻転を整復するために帝王切開を実施した場合，一般的な外科的注意事項に加えて，子宮を手厚く慎重に取り扱うことが不可欠となってくる。

子宮に加わっている圧力によって，組織が非常に脆弱になっている。したがって，子宮捻転を整復しようとする際はいくつかの部位を保持することが望ましい。指を使うことは子宮が破れるおそれがあるため推奨できないが，その代わりに手の背面や握りこぶしあるいは前腕を使用する。子宮の位置が整復された後，獣医師は外科的処理を取り進めることができる。その際は最後に，子宮や縫合部位を十分に確認するべきである。

母牛の疾病

母牛の疾病は直接的あるいは間接的に難産を引き起こすことがある。

低カルシウム血症

分娩前に臨床的な低カルシウム血症がみられた時，潜在性低カルシウム血症がすでに出産初期のステージに存在している。

カルシウムは直接的に子宮の収縮に関連しているので，低カルシウム血症は子宮無力症を誘導することがある。加えて，低カルシウム血症の程度によっては牛が起立困難を示すかもしれない。出産初期のステージにおいて，母牛はしばしば分娩時の胎子の適切な位置を定めるために，起立と横臥を繰り返すだろう。

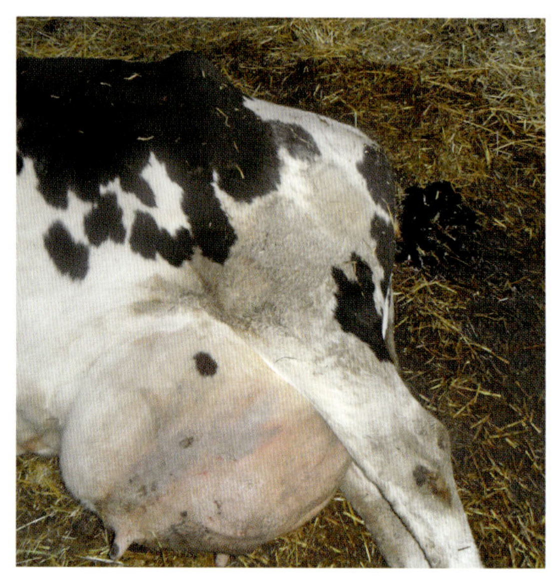

図 19　妊娠期間の最終日に倒れている毒血症（トキセミア）を伴う乳房炎牛。症状として，横向きで虚脱状態，乳房のチアノーゼ，血液の混じった下痢便が認められる。

乳房炎

準備期では，臨床型あるいは潜在性のいずれの乳房炎も，分娩に明らかに影響を及ぼす。分娩時における免疫抑制，乳腺の浮腫や炎症は，不適切な牛の取り扱いや畜舎の状況と同様に，結果として急性の乳房炎を引き起こし（妊娠中毒症を伴う場合と伴わない場合がある），さらに分娩の進行に影響を及ぼすことになる。乳房炎は一定の分娩ステージに影響をもたらすか，あるいは胎盤の排泄を遅らせる結果となる。敗血症を伴う乳房炎牛の場合は，分娩は通常早めに起こり，子牛は生存しない可能性がある。

一方，毒血症（トキセミア）を伴った乳房炎牛は生存の見込みがない（図 19）。

跛行

牛が跛行を示した場合，できる限り早く対処すべきである。なぜなら，跛行牛は十分に餌を食べられず，ボディコンディションが悪化し，妊娠に伴う免疫抑制に対応する準備がうまくできていないからである。加えて，跛行の種類にもよるが，牛が異常な姿勢をとる可能性があるので，他の疾病の発生（第四胃左方変位，第四胃右方変位，関節疾患，褥瘡など）を助長してしまうかもしれない。これらの発生は，一般的に跛行を示す妊娠牛において難産が発生する以前の問題である。

肥満牛症候群

肥満牛症候群は繁殖の失宜あるいは不適切な牛の管理によって起こる可能性がある。この症候群における典型的で過度なボディコンディションは通常，乾乳牛で認められる。これらの牛は明らかに繁殖成績に変化をみせる（分娩間隔の延長，乾乳期間の延長，またはその両者）。肥満牛症候群の牛は，代謝が明らかに変質しており，機能的に障害を受けて脂肪肝となっているので，ケトーシスや低カルシウム血症のような代謝障害に陥りやすくなる。多くの症例において，このような牛もまた“ダウナー牛症候群”への道をたどることになる（参照：7章 ケース6，p132）。

難産の原因としての環境の変化（施設や飼養管理）

適切に妊娠期間を過ごすためには，飼養環境の急な変化は避けるべきであり，分娩前の母牛を注意深くモニタリングすることが重要である。分娩を介助する人が分娩の作業に適していることも不可欠である。

- 妊娠期間と分娩時に母牛の健康（給餌場所への軽快な足どり，ボディコンディション，体温，ルーメン充満度，糞便の質，乳房の状態など）をモニタリングすることは重要である。
- 牛の飼養場所，群編成，飼養担当者を変えることは避ける。
- 何かしらの影響によって牛は容易にストレスを受けるので，刺激的な取り扱いをすべきではない（大声で叫んだり，叩いたりしない）。
- 分娩場所は，衛生的で，換気を良好に保ち，快適に過ごせるように配慮するべきである。また清潔な飲み水と滑らない床も必要である。そのうえ，分娩牛の邪魔をすることなく，容易にモニタリングできるようにするべきである。
- 分娩時や分娩後の管理のために用意する資材は，衛生的ですぐに使えるようにすることが肝要である。
- 根気強くモニタリングすることも重要であるが，正常に分娩が進まない際に，どの時点で介入するかを判断することも大切である。胎位が原因で起こる難産の症例では，子宮捻転やそれに引き続く状態変化（上述）があるので，素早く対応することが重要となる。

難産にいつ気付くか，どのように確認するか

分娩がはじまっていることが明らかな場合，分娩経過を妨げずに牛の状態を緊密にモニタリングするべきである。以下をモニタリングすることは重要である。

■乳頭槽の拡張

牛は通常，乳頭槽の拡張後6～12時間で分娩する。

■射乳

牛は分娩と関連しない複数の理由によって乳を排出することがある。その理由として，浮腫（未経産では一般的）あるいは種々の疾病に誘導されたストレスなどが挙げられる。射乳は，牛が分娩の準備をしている娩出期に起こるが，子宮捻転や他の難産の場合にも認められるかもしれない（図16）。

■ **牛が横臥しない，あるいは起立を繰り返すとき**

これは，不快や不安であることを示している可能性がある。分娩の際に典型的な所見がみられ快適な環境にいる牛が横臥しない時は，通常難産を示唆している（胎子が不相応な大きさであるか胎位異常）。これは横臥する際に，牛を困らせる何かしらの原因があることを示している。疝痛の所見（腹部を頭あるいは脚で突くような動作）もまた評価するべきである。

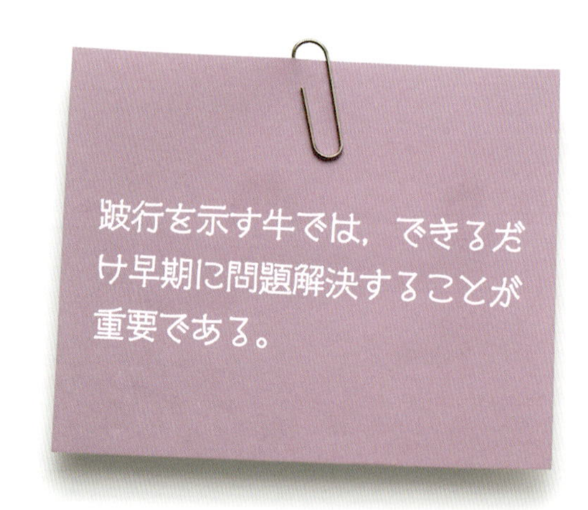

難産の見つけ方

難産を確認するために，牛のすべてのデータを見直すことは不可欠である。すなわち，年齢，産歴，妊娠してからの日数，血統，種牛，既往症などである。腟検査は念入りに行うべきであり，直腸検査によって症状を確認することも必要である。以下の疑問には回答できなくてはならない。

1. 子宮頸管は触知されるか？　子宮捻転が推測されるか？
2. 子宮頸管は部分的あるいは十分に拡張しているか？
3. 異常な臭いがあるか？
4. 子宮頸管と腟の間に尿膜嚢が触知されるか？
5. 尿膜嚢は破れていたか？　事前の検査は何か行われたか？
6. 胎子に胎位異常があるか？
7. 胎子が１頭以上触れるか（脚が２本あるいは頭部が１つ以上あるか）？
8. 前置胎盤の所見があるか？
9. 自分が触っているものが何であるかを確認できるか？
10. 分娩時に牛が何かしらの疾病に罹患していたと思われるか？

Box 1　子宮頸管が閉じている時の分娩診断アルゴリズム：腟検査

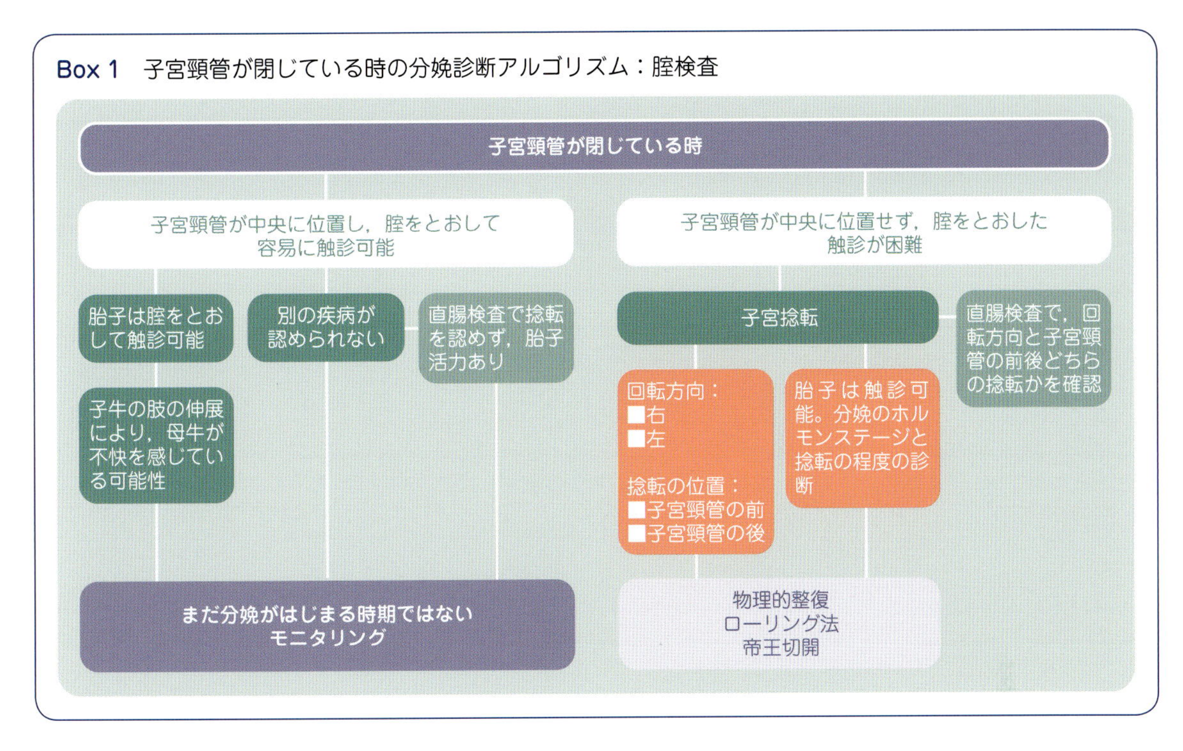

Box 2　子宮頸管が開いている時の分娩診断アルゴリズム：腟検査

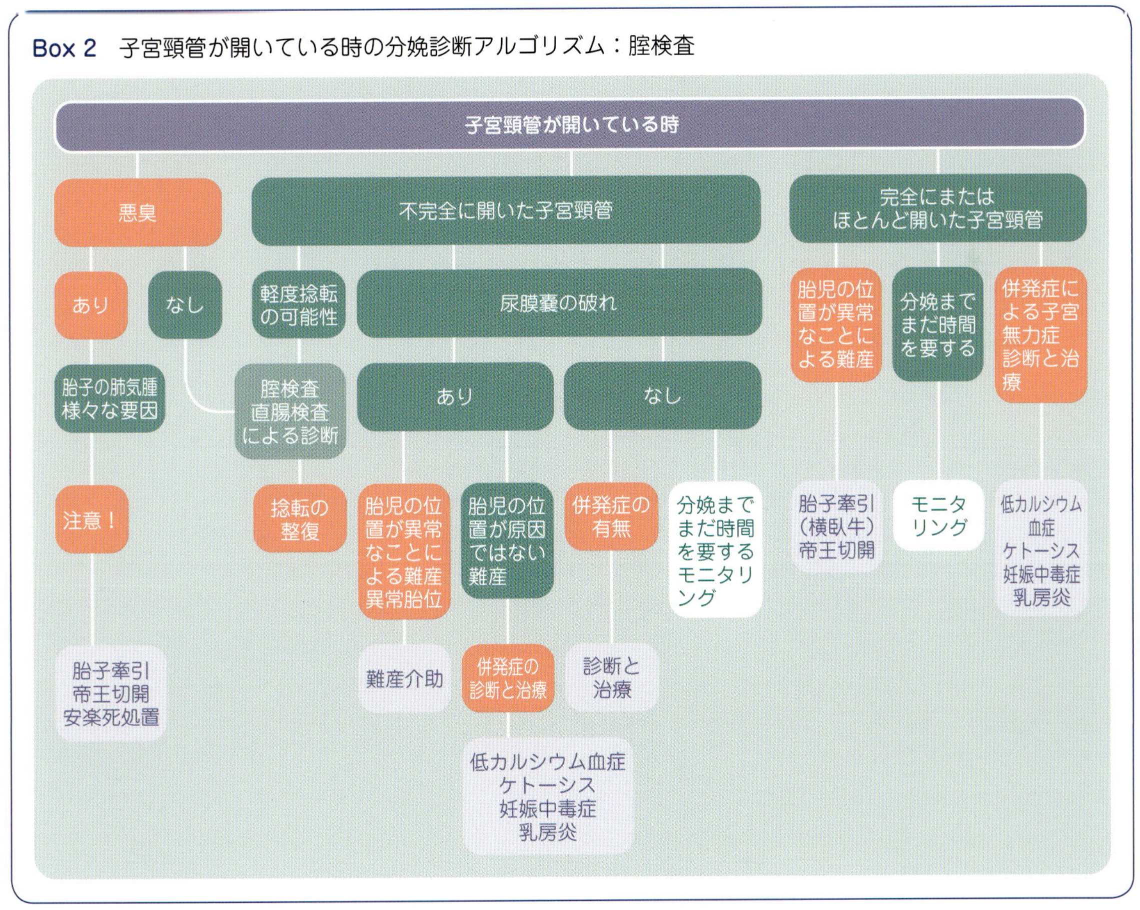

4

栄養とボディコンディション

飼料管理

分娩前後の飼料管理は，乳生産を最大限に確保するためには非常に重要である。この時期は，満足のいく牛の取り扱いを考えるべきである。残念なことに，いつもそのような扱いがされているわけではない。飼料管理に関してはこれまで多くの科学雑誌で議論されてきており，異なる様々な戦略が幅広く提案されている。

分娩前後の乳牛を飛行機に例えると，“目的地に到達して次のフライトの準備をしなければならない状態”ということになる。乳牛は以下のステージを経験することになる。

- **着陸**：乾乳され，乳生産がストップする（乾乳期）
- **整備**：乾乳期
- **離陸**：分娩や乳生産を再開する準備をする

1日当たり28Lの乳を生産する牛が乾乳し0Lとなり，その後，ピーク乳量を60Lにするためには，ボディコンディションを適正に維持しなければならないことは明らかであり，ピーク時の乳生産量が30Lの牛と10Lの牛とでは乾乳の仕方が異なる。

乾乳管理に関するケーススタディ

ケース1

高泌乳牛の場合：図1〜3は3つの乳期を通じて得られた公式の乳生産データ（2回の搾乳量を1日分とする）を示している。〈www.cowsulting.com〉2018年5月15日参照

- 図1に示すように，当該牛は分娩から400日以上経過し，1日当たり29〜30Lで泌乳を終了している。その後，分娩し泌乳14週目でピーク乳量の72Lに達している。

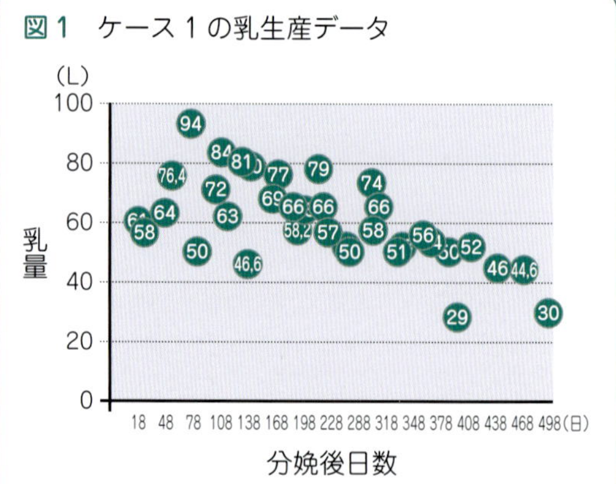

図1　ケース1の乳生産データ

各データを○で示している。○には分娩後日数ごとの泌乳量（L）が記されている（3乳期をとおしての成績）。

- 図2は当該牛の泌乳曲線を示している。図3に示したように，生産レベルは申し分なく，同一農場におけるいずれの産歴のグループ平均をも上回っている。

ケース2

乳生産が中等度の泌乳牛の場合：図4は2つの乳期を通じて得られた公式の乳生産データ（2回の搾乳量を1日分とする）を示している。〈www.cowsulting.com〉2018年5月15日参照

- 図4に示すように，分娩から400日未満の1日当たり約18Lで泌乳を終了している。その後，おおよそ泌乳9週目でピーク乳量は38Lになる。

ケース3

低泌乳牛の場合：図5は3つの乳期を通じて得られた公式の乳生産データ（2回の搾乳量を1日分とする）を示している。〈www.cowsulting.com〉2018年5月15日参照

- 図5に示すように，分娩後から400日未満の1

図2　ケース1の乳生産データに基づいた泌乳曲線（Wood 法）

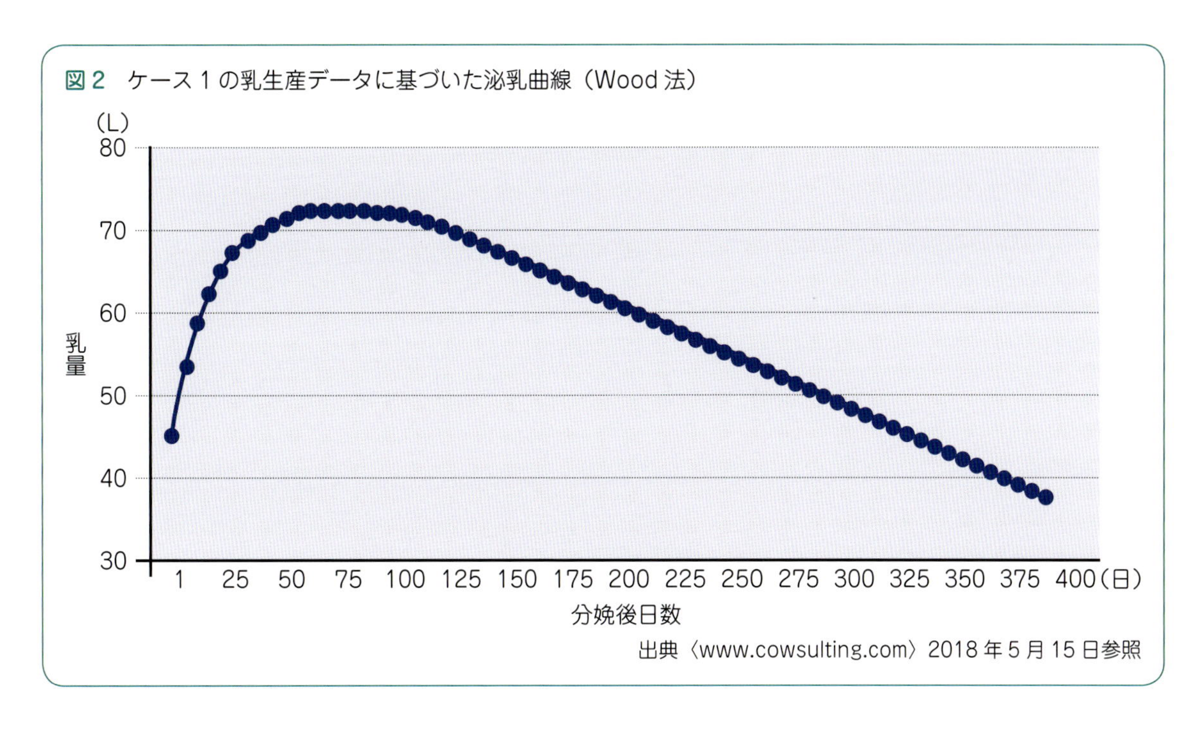

出典〈www.cowsulting.com〉2018年5月15日参照

図3　ケース1の泌乳曲線と同一農場で飼養されている3つの異なる産次の牛の泌乳曲線の比較

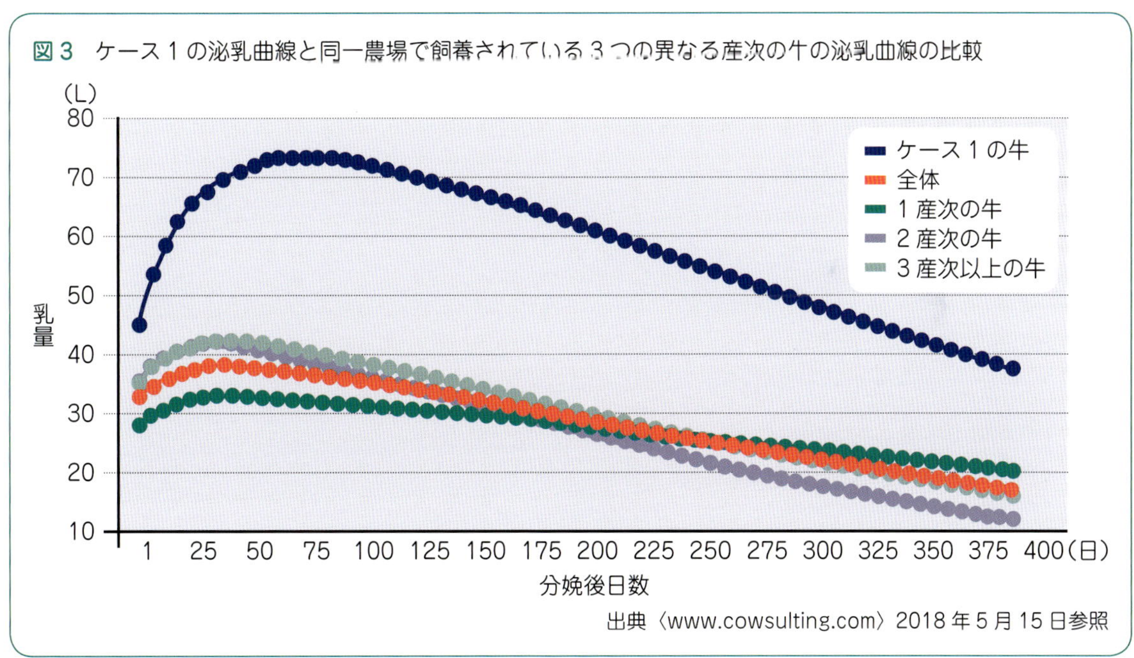

出典〈www.cowsulting.com〉2018年5月15日参照

日当たり14L以下で泌乳を終了している。その後，泌乳13週目でピーク乳量は24Lになる。

3つのケースで挙げた牛は同一農場で飼養されている。この農場での1日当たりの平均乳量は33.5Lであり，ピーク乳量は分娩9週目で38Lとなる。

図4　ケース2の乳生産データ

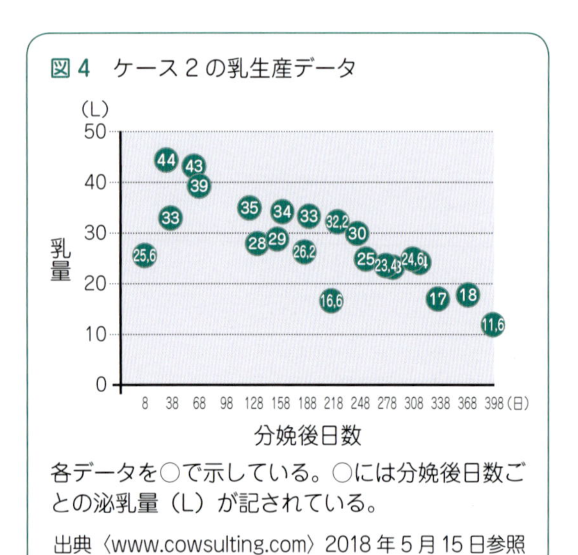

各データを○で示している。○には分娩後日数ごとの泌乳量（L）が記されている。

出典〈www.cowsulting.com〉2018年5月15日参照

図5　ケース3の生産データに基づいた泌乳曲線（Wood法）

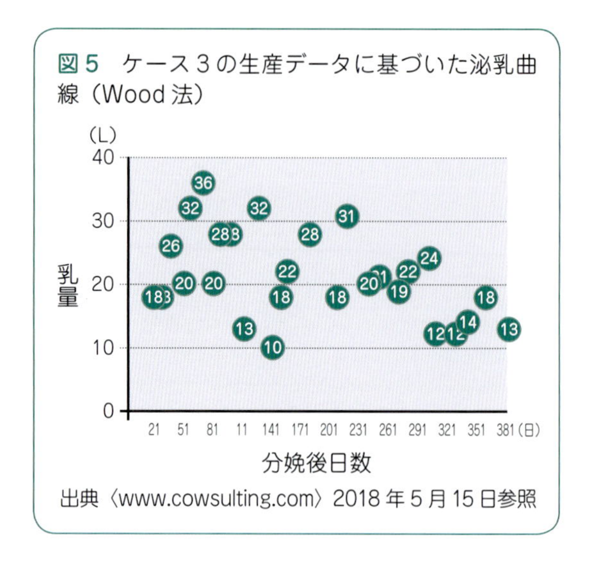

出典〈www.cowsulting.com〉2018年5月15日参照

この農場の乳量の標準偏差が9.49 Lと見積られたことを考慮して，高泌乳牛（ケース1）に対して不利益をもたらさないように，この単一群では43 L（平均乳量＋標準偏差）の生産量に基づいた飼料計算をするべきである。しかし，この方法では，飼料の浪費や乳生産の低い牛（ケース3）を太らせるという不利益をはらんでいる。

科学者らはこの問題に取り組み，それぞれ異なる戦略を提案してきたが，実験的なシナリオを現実の事例に外挿できるわけではないことを常に心にとどめておく必要がある。本項に記述したことについても同様である。一般に，科学者らは極端なシナリオを研究しがちであり，それを実際の農場で扱うことは難しいものである。

27％のデンプンを含むコーンサイレージを泌乳の初期に1日当たり35 kg摂取し，その後の乾乳期では，コーンサイレージと他の飼料の消費を増加させるために乾草の給与と放牧が施された牛は，22％のデンプンを含むコーンサイレージを1日当たり22 kgを採食していた牛に比べて，生理的に急激な変化を経験するだろう。泌乳のはじまりと終わりの乾乳期の飼料レベルは，できるだけ同じになるようにすることが理想的である。

ルーメンの細菌叢が上述の変化に適応するために必要とする日数にかかわらず，その飼料中の変化が急激でないほど，牛の健康状態は全体的により良好となる。

これらの条件が満たされると，食欲は漸次増加してくるだろう。これは，実行し得る最良の結果である。牛が分娩後に負のエネルギーバランスか

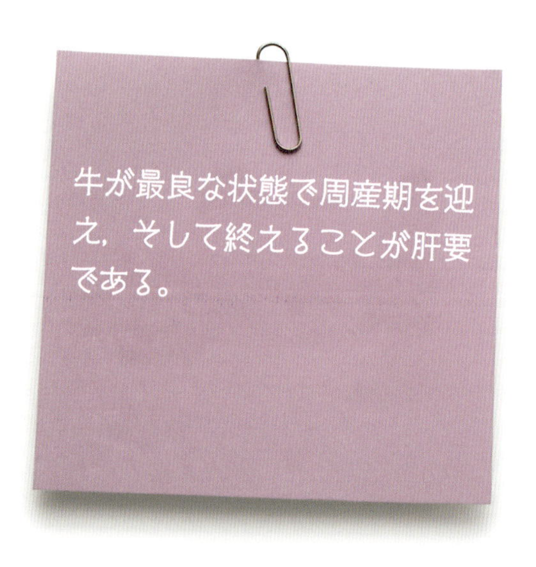

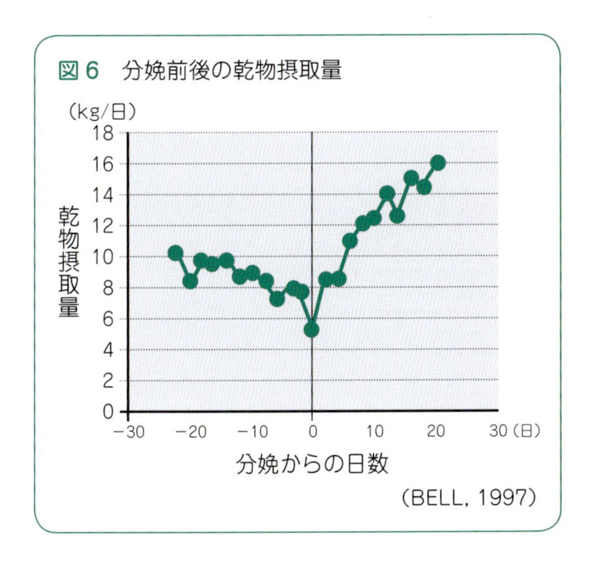

図6　分娩前後の乾物摂取量

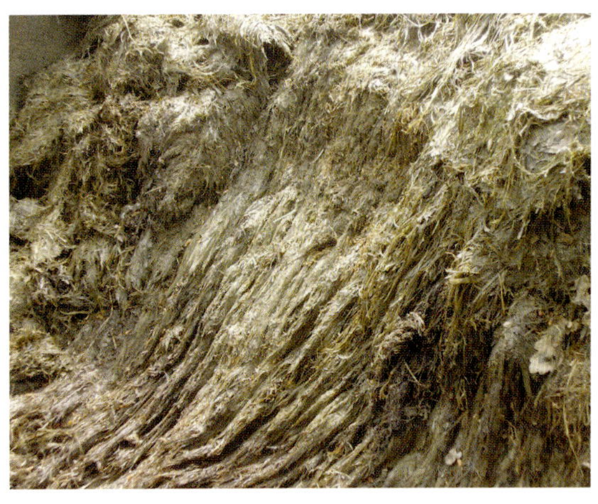

図7　不適切に管理された冬のサイレージ（極端な例）。このようなサイレージは決して牛に給与すべきではない。

ら十分に回復していない場合，分娩後の疾病が広範に発生することは理解できる。牛の採食量を段階的に徐々に増加させる給与計画（図6）や，採食を刺激する嗜好性の高い飼料の給与は重要である。

飼料の重要性

以下の実際例について考えてみたい。農家が牛を分娩の時期に至るまで健康に飼養するために，あらゆる適切な推奨事項を注意深く行っていることを想像してほしい。牛は分娩後，順調に健康状態が回復していくが，日光レベルが低いために糖質含量が十分に蓄積されていない冬のサイレージ（図7）をその後給与される。さらに，そのサイレージは，糖質源（ビートパルプ，コーンの子実，保存料など）の不足から生じる酪酸の蓄積により，不快な臭気を放つ。これは，結果としてサイレージの好ましくない発酵を導く。したがって，牛は負のエネルギーバランス（NEB）を補正するために必要とされる量を消費しないので，代謝障害のカスケードを引き起こし，健康状態に深刻な変化をもたらす。

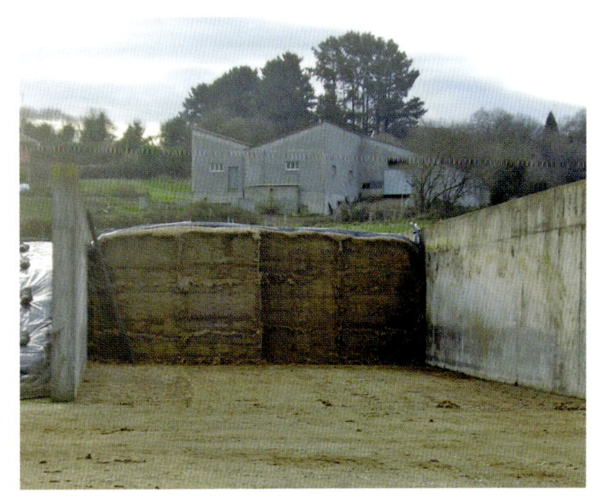

図8　良質なサイロ。サイレージは牛の頭数に応じて，給与される（夏期：0.15 m/ 日，冬期：0.10 m/ 日）。

サイレージが不適切に保管された場合，カビ，酵母あるいはカビ毒が増えることになる（図10〜12）。汚染されたサイレージを摂取すると，様々な臨床症状を示す広範な疾病が引き起こされる。分娩後に汚染した飼料を給与された牛は免疫抑制を受けるため，乳房炎，跛行，消化不良などが起こる。これらの病原体によって汚染されたサイレージは反芻を減らし，食欲喪失，腸内毒素症，下痢の原因となる。

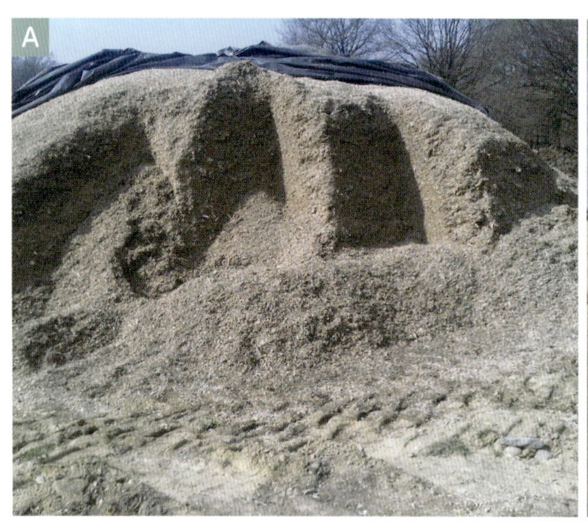
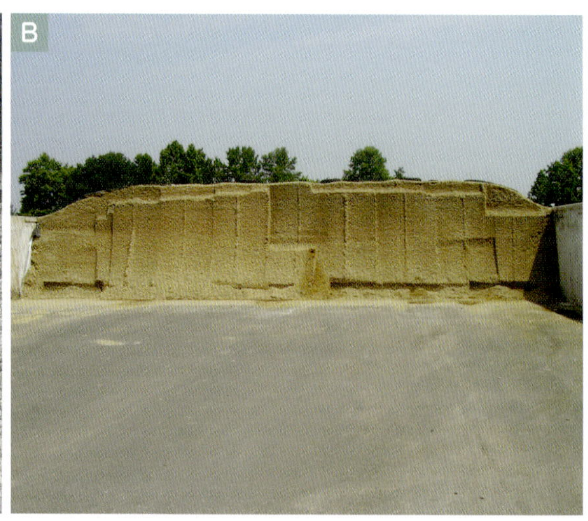

図9　飼料の取り出し方がサイロでの保存状態に影響を与える。Aのサイロでは，Bのようにうまく保存することができない。

飼料の分配方法

自動機器による濃厚飼料の分配（ACD）

自動機器による濃厚飼料の分配（Automatic Concentrate Distribution：ACD）システムは，各牛を識別するために頚に装着された装置を利用して，給与される飼料の総量を連続的に調節できる（図13）。例えば，乾乳の準備として10日かけて濃厚飼料を8 kgから0 kgに削減することや，分娩前の15日間（未経産の場合は25日間）をとおして0 kgから6 kg（体重の1%）に増加させたりすることが可能である。このシステムを用いて，ピーク乳量に達するまで，分娩後に個体当たり0.5 kg/日を超えない程度に濃厚飼料の増量を促進できる。これによって，個々の牛に必要な栄養を給与することができ，飼料の過不足をともに排除することができる。

ユニフィード（混合飼料）システム

高泌乳の単一群に対してユニフィード（混合飼料：TMR Total Mixed Rations）システム（スペインではTMRシステムをこのようによぶことがある）を使用する場合，特定タイプの群に対する飼料が生成されるので，個体ごとの対応はできない。通常，その農場の平均に1標準偏差を加えた程度の分配量が基準として取り入れられる。

このシステムを使用して得られる結果は，その牛の飼料要求量が農場の平均値にどれほど近いかによる。これは，その群の遺伝的な資質，繁殖の不

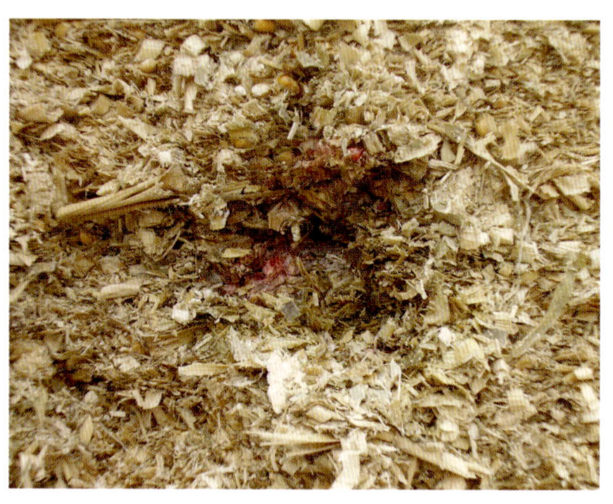

図10　赤カビを含んでいるサイレージ（フザリウム属，モナスカス属）。

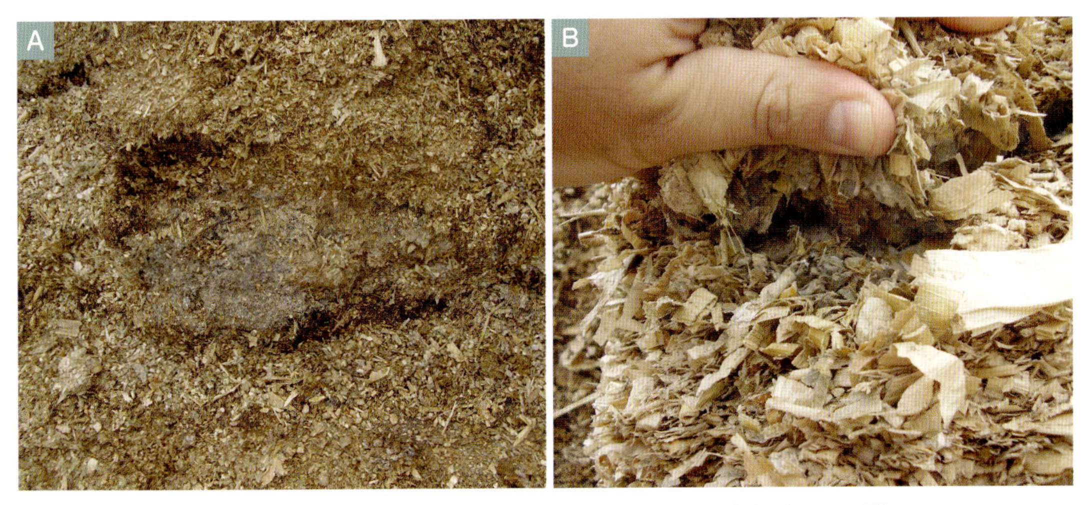

図11　白カビを含んでいるコーンサイレージ（ケカビ目のゲオトリクム属，バイソクラミス属）。

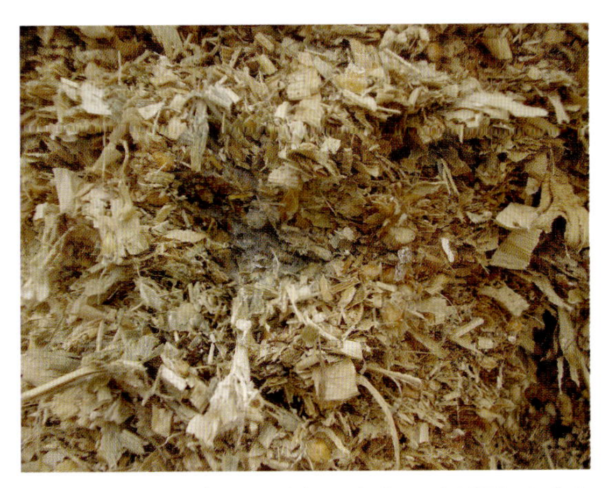

図12　白～緑色がかった青色カビ（アオカビ属）を含んでいるコーンサイレージ。このカビは神経毒の作用があるので最も中毒性が高い。

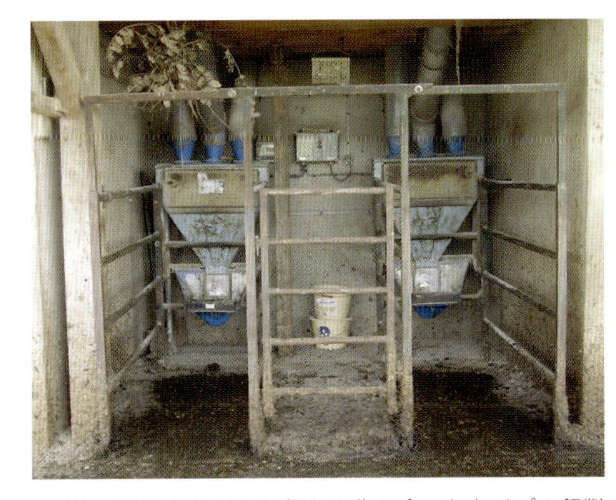

図13　ACDシステムは個々の牛に合ったタイプの飼料を分け与えることができる。2つの濃厚飼料給与場所にそれぞれ3本の管がつながっていることに注目。

均衡，病気の経過によって影響を受ける（群内の牛が遺伝的にとても類似している時でさえも）。分娩前や高泌乳あるいは低泌乳群への飼料給与としてTMRシステムを利用する際，分配量はある程度は勘案することができる。しかし，このシステムはきわめて小さいサイズの農場にのみ利用可能である。使用する群を変更する時は，ストレスが最小限になるように注意深くコントロールするべきである。

飼料と生産

効果的に牛に採食をさせるために，種々の飼料添加物が使用される。これらは，多くの場合，飼料の不足分を補うことに役立つが，基礎的な問題を根絶することにはならないだろう。例えば，陰イオン塩は，潜在性の低カルシウム血症を緩和するために加えられる。しかしながら，獣医師は，この疾病が発生する根底の問題に常に焦点を当てるべきである。

飼料給与によって生産性をコントロールするための手順

- ■飼料のコントロール
- ■ボディコンディションのコントロール
- ■泌乳曲線のコントロール

泌乳曲線

乾乳期や泌乳初期の期間に直接的に関連するプロトコールや適切な推奨事項を実施すると，その牛は適正な時に泌乳ピークに到達するだろう。ピーク期には，優良な乳質を目指すべきである。すなわち，ピーク期に1L余剰に生産されれば，その後の残りの乳期を通じて，200Lの増産につながる。

初産牛と経産牛の理想的な泌乳曲線を**表1**と**図14，15**に示した。ピーク乳期となるべき時点についても，INRA（2007）に基づいて，記されている。これらの例は，参考基準として利用でき，農場あるいは特定の牛の実際の泌乳曲線と比べることができる。自動搾乳システムから得られるデータを分析することは，搾乳時間（朝あるいは午後）に基づいて校正された日々の測定値を得ることができるため望ましい。この種のシステムがない場合，泌乳曲線は乳期の記録から作出することができる。Woodのガンマ関数（訳者注 Wood：the incomplete gamma function of Wood, *J Dairy Sci*, 88, 1178～1191, 1967を参照）は収集されたデータを評価することに利用できる。

牛はピーク乳期のおおよそ15日前に最も痩せる。この情報は泌乳ステージの進行を理解し，次の事項について判定するうえで重要である。

1. 分娩の前後に以下のような管理上の失敗があったか。
   - ■乾物摂取量において適正な増加が達成されない。
   - ■NEBから回復できない。
   - ■適正なエネルギーやタンパク質濃度を含んだ飼料を十分に給与できない。
2. 繁殖能力が低下しているか。通常，泌乳ピーク期に起こるNEBの時期から抜け出すのが早いほど，再び妊娠できる可能性が高い。一方，この移行の時期が遅れれば遅れるほど，妊娠するまでより長い時間を要する。

泌乳ピーク期におけるケーススタディ

ケース 1

表2は，泌乳ピークが3産以上で5週間目，初産で9週目という理想的な農場である。泌乳ピークが前方（分娩側）に移動していることから受胎能力の好転が認められる。

ケース 2

表3は，泌乳ピークが3産以上で8週間目，初産で15週目の農場である。泌乳ピーク値がケース1に比べて低いので，受胎能力が比較的下がっている。

ケース1と2の農場間における大きな違いは，ケース1では放牧を取り入れており，さらにグラスサイレージや，ACDシステムを使って1日当たり約9kg/頭の濃厚飼料を給与しているのに対して，ケース2では単一の飼料を製造するためにTMRシステムを用いて，1日当たり6.5kg/頭の濃厚飼料のみを給与して飼料利用の最大化を図っているという点である。ケース2では，特に高いエネルギー密度の飼料でなくとも（乾物kg当たり

表1 産次による泌乳能力（kg / 日），305日乳量と泌乳ピークの乳量

初産牛	305日乳量（kg）							
泌乳週	4,000	5,000	6,000	7,000	8,000	9,000	10,000	11,000
	乳生産（kg / 日）							
1	11	14	17	19	22	25	28	30
2	13	16	19	23	26	29	32	35
3	14	18	21	25	28	32	35	39
4	15	19	23	26	30	34	38	41
8	16	20	24	28	32	35	39	43
12	15	19	23	27	31	34	38	42
16	15	18	22	26	29	33	37	40
20	14	18	21	25	28	32	35	39
24	14	17	20	24	27	30	34	37
28	13	16	19	23	26	29	32	35
32	12	15	18	22	25	28	31	34
36	12	15	17	20	23	26	29	32
40	11	14	16	19	22	24	27	30
44	10	12	14	17	19	22	24	26
経産牛（3産以上）	305日乳量（kg）							
泌乳週	5,000	6,000	7,000	8,000	9,000	10,000	11,000	12,000
	乳生産（kg / 日）							
1	19	22	26	30	34	37	41	45
2	21	25	30	34	38	42	46	51
3	22	27	31	36	40	45	49	53
4	23	27	32	36	41	45	50	54
8	22	26	30	35	39	43	48	52
12	20	24	28	32	36	40	44	49
16	19	23	26	30	34	38	41	45
20	18	21	25	28	32	35	39	42
24	16	20	23	26	29	33	36	39
28	15	18	21	24	27	30	33	36
32	14	17	20	22	25	28	31	34
36	13	15	18	20	23	25	28	30
40	11	13	16	18	20	22	24	27
44	9	11	12	14	16	18	19	21

泌乳90日目に授精成功

(INRA 2007)

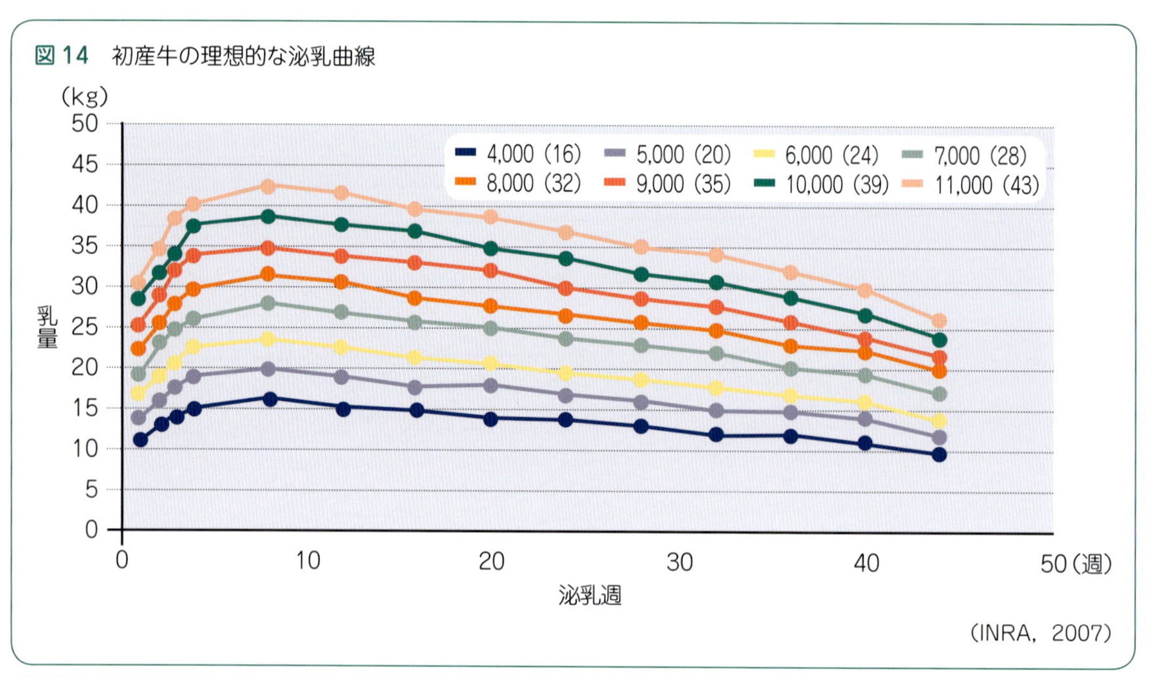

図 14　初産牛の理想的な泌乳曲線

（INRA，2007）

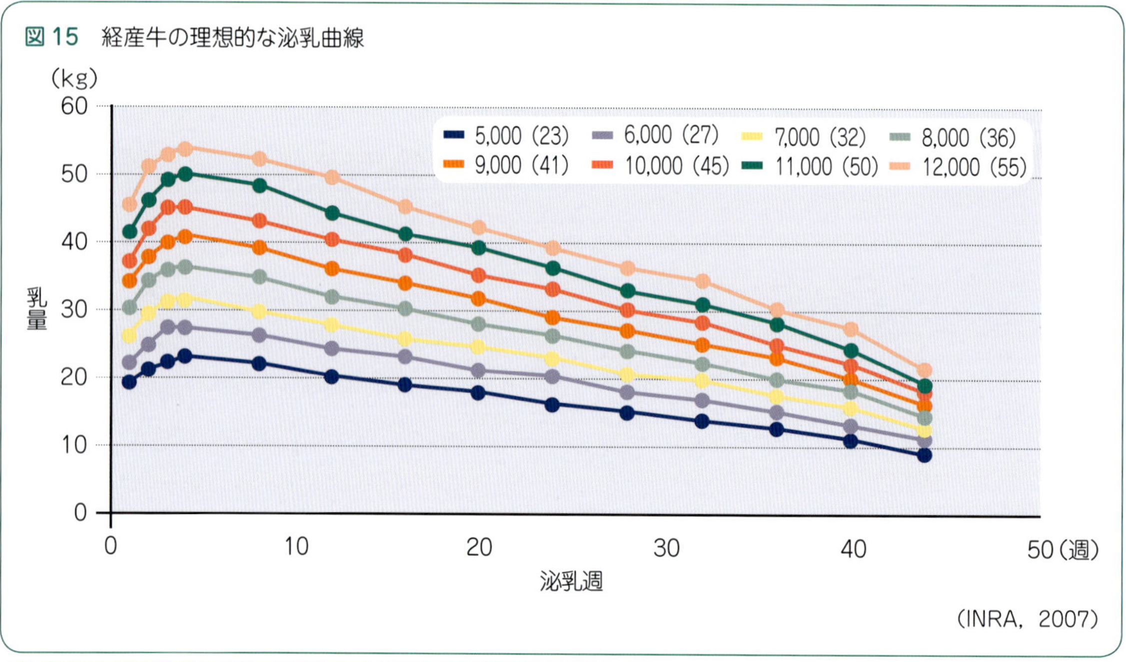

図 15　経産牛の理想的な泌乳曲線

（INRA，2007）

表 2　ケース 1 における農場の乳生産データ

産次	総生産量 （日生産量）	ピーク乳期 （週）	泌乳の持続性 （週～月ごとの減少率）
全体	9,679（31.73 L/ 日）	38.52（6）	98.39%（1.61%～6.44%）
1 産次	8,175（26.8 L/ 日）	30.62（9）	98.74%（1.26%～5.04%）
2 産次	9,695（31.79 L/ 日）	41.16（6）	97.85%（2.15%～8.6%）
3 産次以上	10,528（34.52 L/ 日）	42.96（5）	98.33%（1.67%～6.68%）

出典〈www.cowsulting.com〉2018 年 5 月 15 日参照

表3　ケース2における農場の乳生産データ

産次	総生産量（日生産量）	ピーク乳期（週）	泌乳の持続性（週ごと-月ごとの減少率）
全体	9,991（32.76 L/日）	35.56（10）	99.19%（0.81%〜3.24%）
1産次	9,097（29.83 L/日）	31.17（15）	99.5%（0.5%〜2%）
2産次	10,833（35.52 L/日）	39.84（6）	99.08%（0.92%〜3.68%）
3産次以上	10,770（35.31 L/日）	41.21（8）	98.6%（1.4%〜5.6%）

出典〈www.cowsulting.com〉2018年5月15日参照

0.94 UFL），良好な乳量（乳1L当たり198 gの濃厚飼料を与えて1日当たり33 L/頭）と1日当たり22.5 kg /頭の乾物摂取量が得られている。この方法は，泌乳初期の乳牛（フレッシュ牛）にとって不利である。なぜなら，フレッシュ牛の摂取量は少ないので高いエネルギーとタンパク質密度の飼料が要求されるからである。それゆえ，ケース2では良好な結果が得られてはいるものの，分娩後の最初の3カ月間は飼料を個別に扱うことが望ましいだろう。

ケース3

表4と図16は，泌乳開始から最初の90日目において，牛が適正な生産性に到達していない農場である。この農場は，泌乳期のすべての月において低い乳生産を示している。

この農場が単一の飼料を製造するためにTMRシステムを使っている場合，乳量を増加させる唯一の方法は，より高い乳生産値に基づいて飼料給与量の計算をすることである（飼料給与量の増量など）。

生産性の予測方法と改善方法

泌乳ピークにおける生産能力を推定するために，いくつかの簡単な計算式が使用されている。INRA 2007は以下の公式を提案している。

表4　ケース3における農場の乳生産データ

泌乳の月	牛の頭数	乳量（L）	分娩後日数
1	5	26.52	12.8
2	5	25.16	45
3	2	22	77
4	2	17.1	116.5
5	4	22.95	139.5
6	2	12.9	159
7	3	19	191.33
8	7	20.57	218.57
9	6	17.27	263.33
≥10	5	17.32	312.6
平均	41	20.62	165.83

出典〈www.cowsulting.com〉2018年5月15日参照

$$P_{max\ pot} = \{(P_4 + P_5 + P_6)/3\} \times 0.84 + 13$$

$P_{max\ pot}$：乳生産の最大量（能力）

P：乳生産

- 乳生産の最大量（能力）は分娩後4〜6日の平均乳量に0.84を乗じて，13を加えたものと等しくなる。
- この式を用いて，305日における乳の生産性を計算する際は，224（経産牛の場合）あるいは259（初産牛の場合）を乗じる（INRA 2007）。

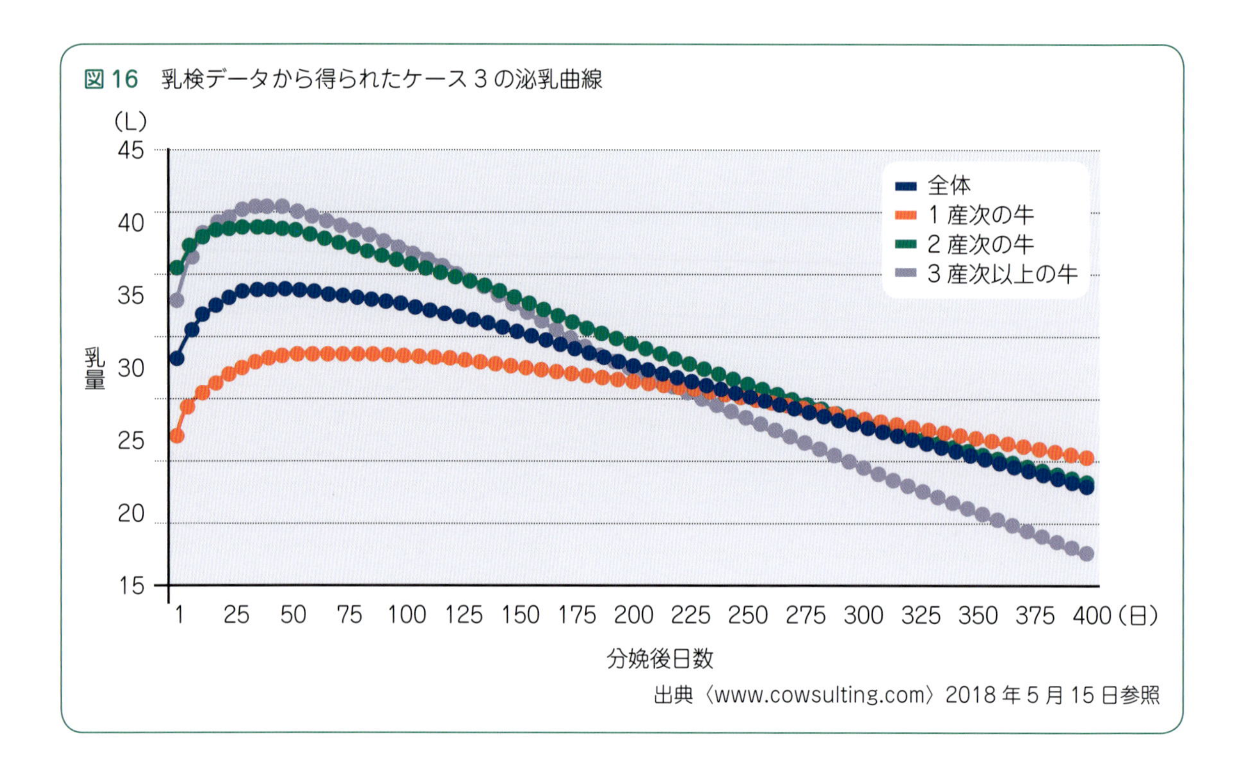

図 16　乳検データから得られたケース 3 の泌乳曲線

出典〈www.cowsulting.com〉2018 年 5 月 15 日参照

乳生産の潜在能力を増進させる

- ■濃厚飼料を自動で給餌する機械を使っていない農場において，飼料コントロールの便利な方法の 1 つは，バランスのとれた嗜好性の高い単一飼料を少なくとも分娩後 10 日間は栄養補助として給与することである。それによって，分娩後に飼料摂取量が増加しない牛を容易に見つけ出すこともできる。分娩後 4〜6 日はミルキングパーラーにおいて乳量の記録をとることは当を得た管理である。
- ■農場に低泌乳群がいる場合，フレッシュ牛を 1 週間ほどその群に組み入れることで，フレッシュ牛（泌乳開始直後の乳牛）を高泌乳群に移動する前にその採食量に適応させることができる。

乳の生産性を予測することで，その牛に与える濃厚飼料の総量を計算することができる。原則として，分娩後の最初の週は牛を徹底的にモニタリングすべきである。そして，もし何かしらの問題を見つけた場合は，モニタリングする期間をさらに延長するべきである。このモニタリングの延長は，最終的には付加的な収入をもらすため，やりがいのある投資と言える。

ボディコンディション

ボディコンディションスコア（BCS）を測定することは，群の状態をモニタリングするうえで必要かつ有用なことである（**表 5**）。ボディコンディションを評価する多くの推奨方法があるが，そのなかでも坐骨，腸骨，肩甲骨，背骨，肋骨を評価することを薦める。スコアのスケールは 0〜5 である（**図 17**）。

BCS の評価はある程度主観的だが，常に同じ

表5　泌乳ステージにおける推奨されるボディコンディションスコア

泌乳ステージ	分娩からの日数	ボディコンディションスコア		
		目標	最小	最大
分娩	0	3.50	3.25	3.75
泌乳初期	1〜30	3.00	2.75	3.25
ピーク期	31〜100	2.75	2.50	3.00
泌乳中期	101〜200	3.00	2.75	3.25
泌乳後期	201〜300	3.25	3.00	3.75
乾乳	>300	3.50	3.25	3.75
乾乳期	−60〜−1	3.50	3.25	3.75

人によってスコアが評価されれば，これは問題にならない（図18）。しかし，2人以上の人によってスコアが評価される場合，スコア評価に変化が起こらないことを確実にするためには評価者間で0.5ポイントより大きな差がないことが重要である（例えば，2.5が3.0に変わるようなことではいけない）。潜在的な差を考慮するために，0.25刻みでスコアリングする。

ボディコンディションの評価を月ごとの決まった仕事として（繁殖検査で牛が保定される時など）組み込むことによって，重要な情報を得ることができる。跛行スコアを評価することも有用かもしれない。これによって，生産性にも影響を及ぼす脚や飛節の状態を評価できる。各農場で使われているソフトウェアは入力されたデータの評価や平均値の決定に利用し，その後，得られたデータは群の基準値として使用する。

ボディコンディションに関するケーススタディ

ケース1

この農場には，TMRシステムで飼育されている40頭の経産牛がいる。BCSは，理想的な曲線におおむね沿っている（図19）。

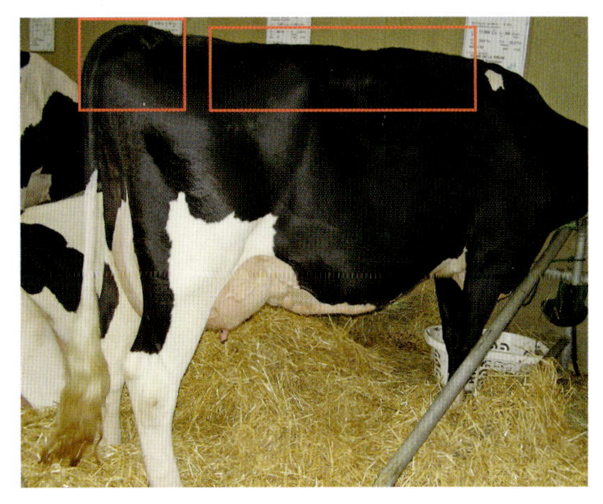

図17　ボディコンディションの評価。

ケース2

この農場では，TMRシステムで100頭の経産牛が飼育されている。泌乳150日を超えてもBCSが回復しないで，むしろかなり痩せてきている牛が認められる。この所見は，分娩後に飼料給与の管理がうまくいっていないことを示唆する（図20）。

ケース3

この農場には，TMRシステムで50頭の経産牛が飼育されており，ACDシステムによって栄養補助を行っている。数頭は最近分娩している

図 18　理想的なボディコンディションスコア

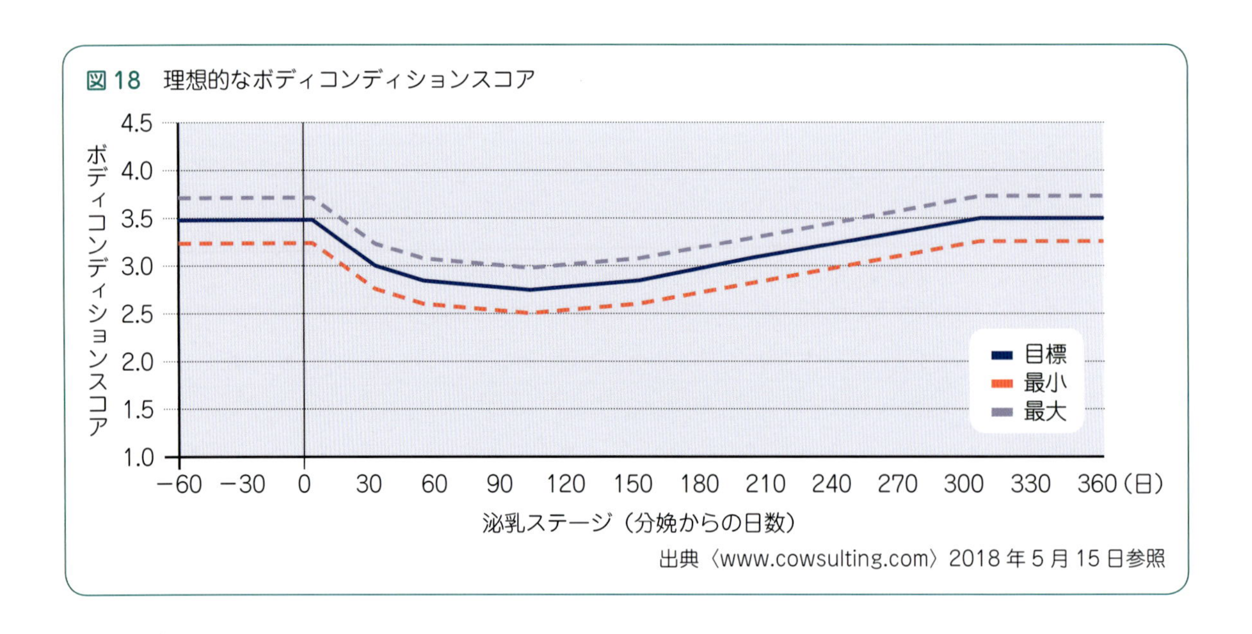

出典〈www.cowsulting.com〉2018 年 5 月 15 日参照

図 19　ケース 1 のボディコンディションスコアと推奨されるスコアとの比較

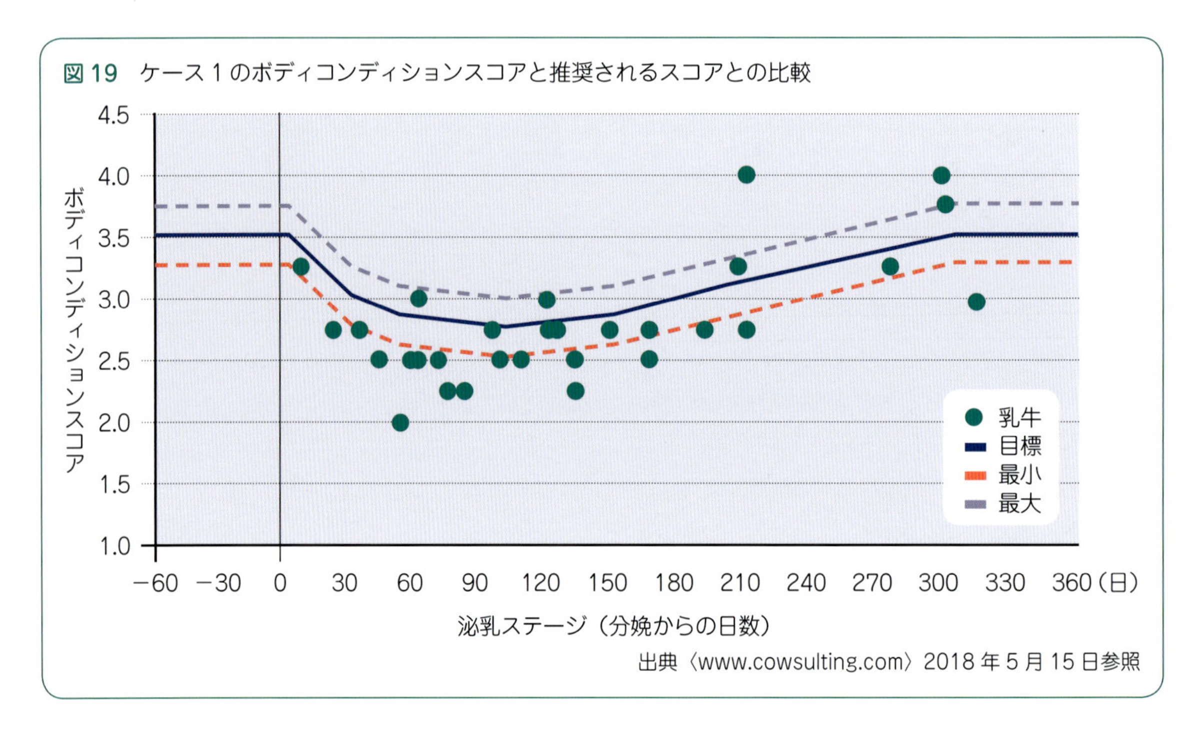

出典〈www.cowsulting.com〉2018 年 5 月 15 日参照

が，多くの牛は泌乳 150 日を超えると，非常に痩せている。これは，管理不備あるいは ACD システムが正しく機能していないことを示唆している（図 21）。

ケース 4

この農場では，ストール飼いで 60 頭の経産牛を有しており，ミルキングパーラーでペレットを栄養補助として与えられている。多くの牛はかなり太っており，痩せている牛は少ししかいない。

図 20　ケース２のボディコンディションスコアと推奨されるスコアとの比較

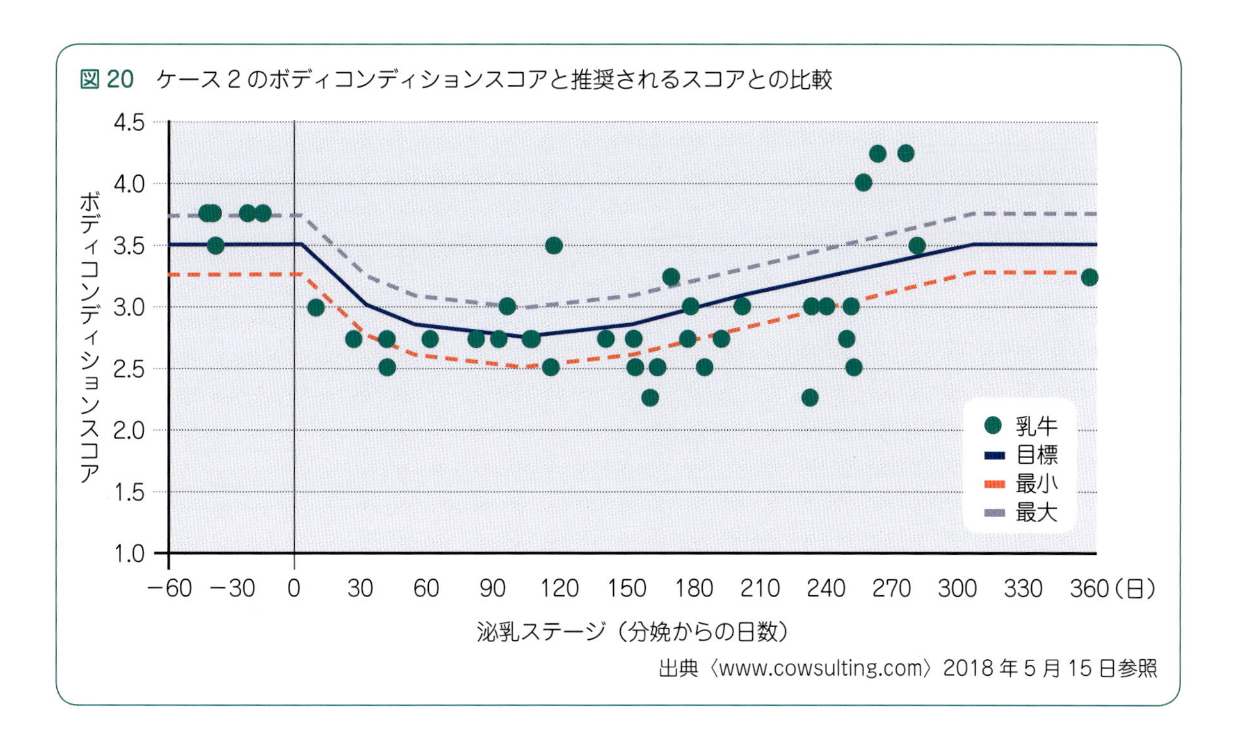

出典〈www.cowsulting.com〉2018 年 5 月 15 日参照

図 21　ケース３のボディコンディションスコアと推奨されるスコアとの比較

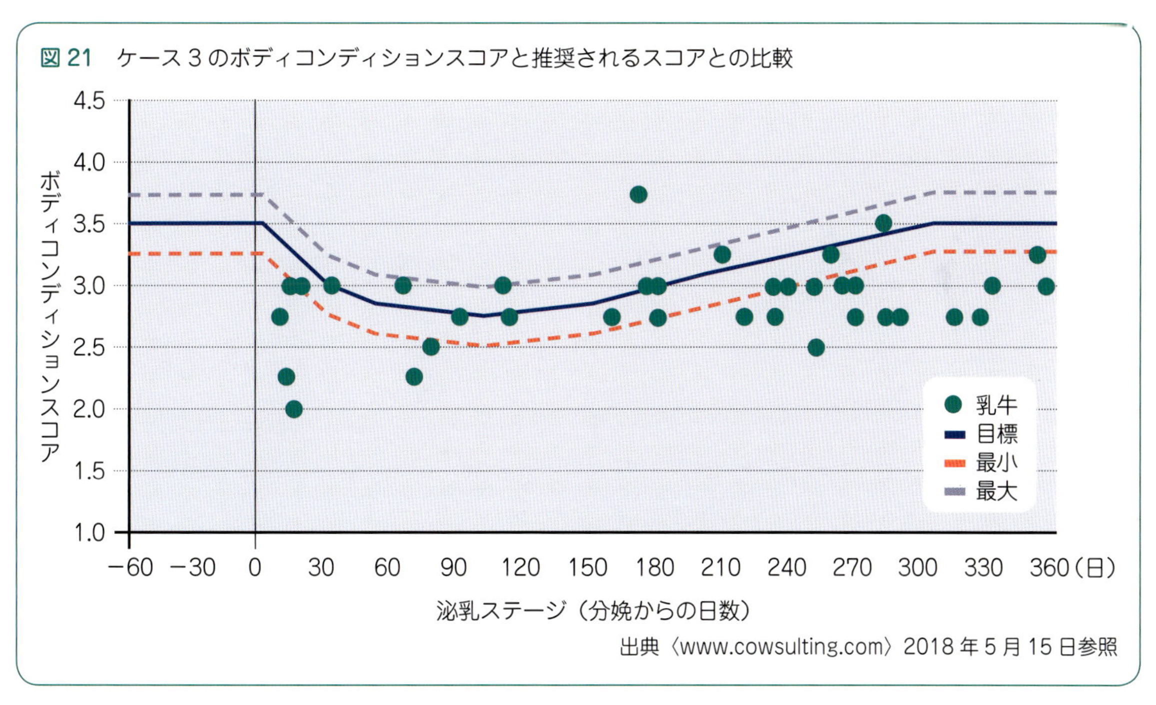

出典〈www.cowsulting.com〉2018 年 5 月 15 日参照

この状況は，群の繁殖成績に影響を及ぼしてきている（図 22）。

ケース５

この農場では，ミキシングフィーダー車（スペインでは，Unifeed Cart とよぶことがある）を

図 22　ケース 4 のボディコンディションスコアと推奨されるスコアとの比較

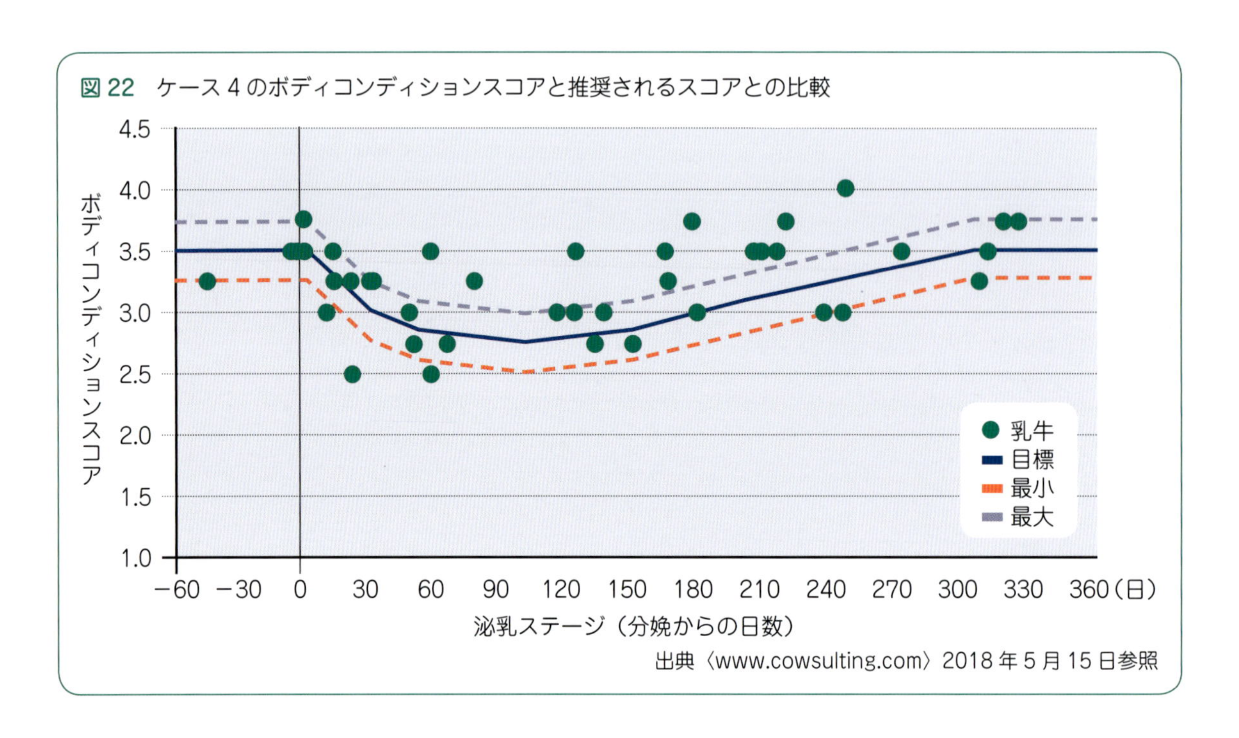

出典〈www.cowsulting.com〉2018 年 5 月 15 日参照

図 23　ケース 5 のボディコンディションスコアと推奨されるスコアとの比較

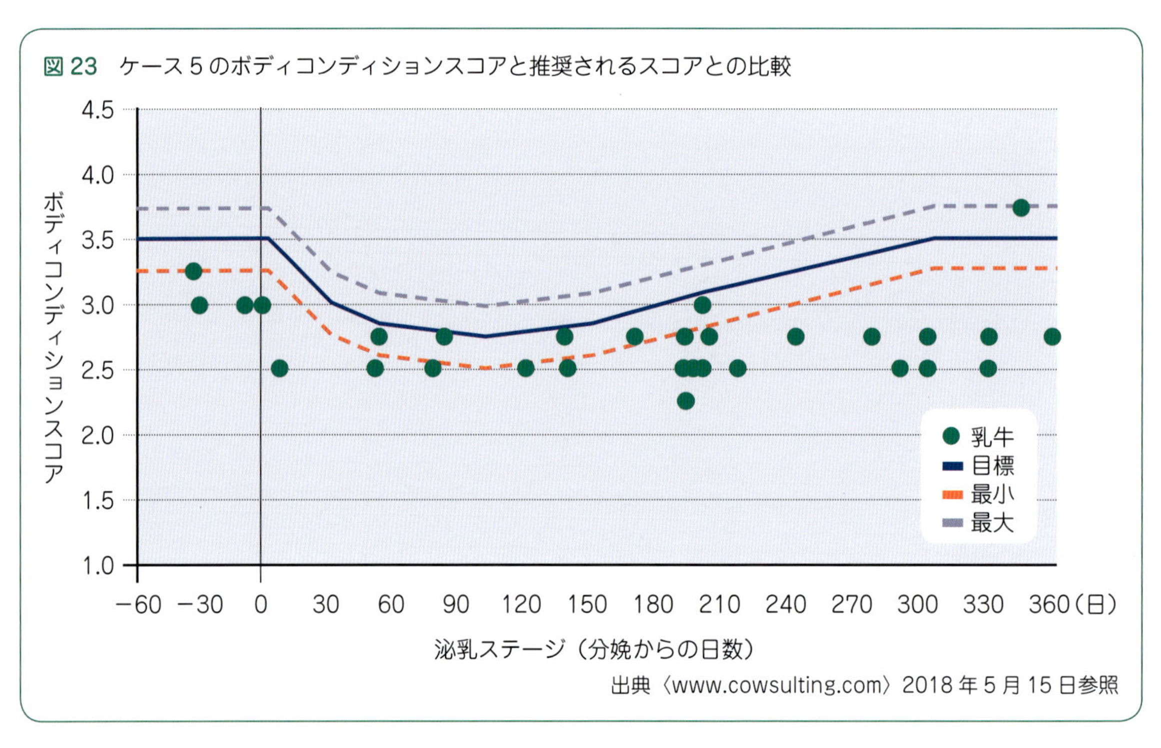

出典〈www.cowsulting.com〉2018 年 5 月 15 日参照

使っており，品質の悪いグラスサイレージのみが給餌されている。いずれのステージにおいても痩せた牛が多くいることから，給与飼料からは十分なエネルギーを摂取できないことが明らかである

覚えておくこと

以下のことを心にとどめてボディコンディションを評価すべきである。
- ■妊娠期の終わりはボディコンディションを回復させるには最良の時期である。
- ■理想的には，乾乳期の牛のボディコンディションスコアは増やしても，減らしてもならない。

(図23)。

ボディコンディションの変化

たとえ牛のBCSが乾乳期間中に増加しても，体重の減少はさせるべきではない。なぜなら，代謝の状態を悪化させるからである。このようなケースにおいては，予防的な措置を取る方がより望ましい。

BCSが乾乳期間中に低下する場合：
- ■ボディコンディションは，適切な繊維成分，エネルギー，微量元素類，ビタミン類を給与することである程度回復する。
- ■BCSを1カ月で0.5ポイント以上増加させることは難しい。
- ■牛が分娩時にかなり痩せていると判断されたら，上述のような予防策を実行すべきである。さらに，治療は個々に行うべきであり，飼料の栄養補助も適切なものを使用する必要がある。

給与飼料

飼料計算をする際に，農場の平均乳量，乳質（脂肪，タンパク，尿素のレベル），泌乳曲線を考慮していれば，計算により作出した飼料は適切になっているものと思われる。したがって，コンピュータプログラムによってデザインされた飼料は農家が実際に牛に給与する飼料に相当しているだろう。また，飼料中の栄養価も牛の要求量に一致しているだろう。

栄養管理者は，計算がコンピュータデータと一致しているかどうかの確認をしばしば行う必要がある。それは，個々の牛の飼料要求を継続して評価するよりも都合がよい。適切な飼料を作出するために，牛が示す多くの所見を観察したり，解釈したりすることが要求される。すなわち，牛を注意して観察するほど，よりよい結果が導き出されるということである。良好な飼料を開発するためには，原点を重んじなければならない。その後，どの牛を綿密にモニタリングしなければならないかを考えることである。

飼料管理に関するケーススタディ

ケース1

このケースの飼料給与では，1日当たりの変動は，乾物量としてはおおよそ2.2 kg/頭，グラスサイレージは13～18.5 kg/頭，コーンサイレージは26～29 kg/頭，濃厚飼料は8.5～9 kg/頭となっている（表6）。この農場において，牛に消費される飼料は当初計算されたものと一致しており，給与量も十分であった。しかし，ミキシングフィーダー車を用いて調整する際，人為的な不正確さがあることから，ミキシングフィーダー車でつくられる量は最初に計算された量に相当していない。しかし，その違いは一般的にまずまず小さいものではある。

飼料に対する牛の行動

飼料給与後の牛の行動を評価することは重要である。飼料は調整後24時間以内に給与するべき

表 6 飼料の例

年月日	配給量（飼料計算上）	グラスサイレージ（GS）	GS/経産牛	コーンサイレージ（CS）	CS/経産牛	濃厚飼料	Mix/経産牛	乾草（DG）	DG/経産牛	残飼	カート	kg/経産牛	乾物量
2007年11月1日	60.00	1,030.00	17.17	1,745.00	29.08	550.00	9.17	45.00	0.75	0.00	3,370.00	56.17	22.71
2007年11月2日	65.00	1,200.00	18.46	1,700.00	26.15	570.00	8.77	50.00	0.77	多量	3,520.00	54.15	21.98
2007年11月3日	60.00	1,100.00	18.33	1,750.00	29.17	565.00	9.42	35.00	0.58	100.00	3,450.00	57.50	23.21
2007年11月4日	60.00	800.00	13.33	1,700.00	28.33	520.00	8.67	30.00	0.50	0.00	3,050.00	50.83	20.57

である。

飼料に対する牛の反応を評価する際，プロトコールに従うべきである。評価は飼料が給与される1時間前にはじめなければならない。スコアリングは以下のとおりである。

- 0＝飼槽に飼料がまったく残っていない。5%まで飼料を増やす。
- 1＝飼槽のほとんどが空だが，飼料の大きな塊がいくつか残っている。2〜3%増給。
- 2＝2.5 cm未満の飼料が飼槽に残っている。飼料給与は正しい。
- 3＝5〜7.5 cmの飼料が飼槽に残っている。あり得る原因を調査する。
- 4＝50%以上の飼料が飼槽に残っている。あり得る原因を調査する。
- 5＝飼料のほとんどが飼槽に残っている。あり得る原因を調査する。

牛によって消費する飼料の量は，最初に栄養管理者が計算した量と常に一致するものではない。

飼料給与に際して，牛が飼料を選択採食するのは，飼料の切断長や処理方法あるいは混合時の品質による。実験室レベルでの分析は，なぜ飼料が飼槽に残されたのかを判断するために役立つかもしれない。すなわち，それは，給与飼料と残飼の違いを評価することである。飼料が給与されてから6時間後にパーティクルセパレーターを用いて分析をする。それを翌日も行い，結果を比較する。

牛の選択採食を管理するもう1つの効果的な方法は，牛が餌を食べている時にできる飼料の窪みのタイプを分析することである。

- くっきりとした窪み（図 24）は，牛が選択採食をしていないことを示している。
- 反対に，もしも牛が選択採食をしている時は，飼料は牛によって十分に混ぜられる。窪みはできるが少ない。図 25 に示すように，牛は精力的に飼料を選択しており，飼料が背中に飛び散っている。
- 飼料が十分に切断されてない時は，好みのサイズのものだけを選択採食することになる（図 26）。結果として，牛が実際に採食する飼料は，計画されたものとは相当かけ離れることになる。

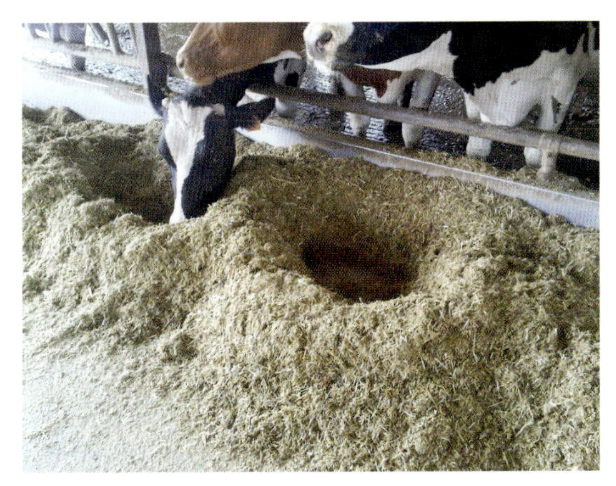

図 24　飼料に明らかにみられる窪みは，牛が採食中に選択採食をしていないことを示す。

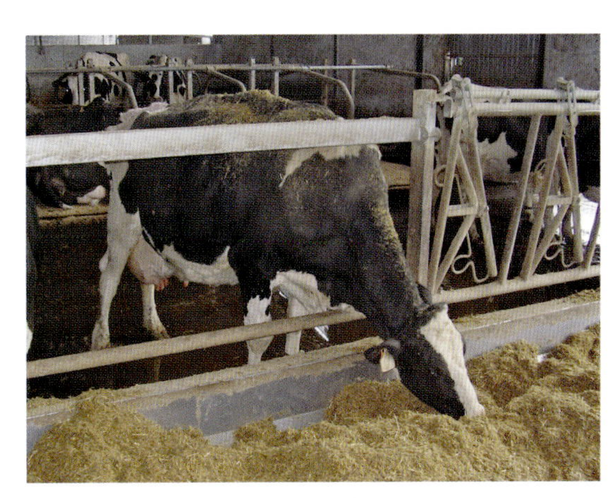

図 25　飼料を選択採食している牛。

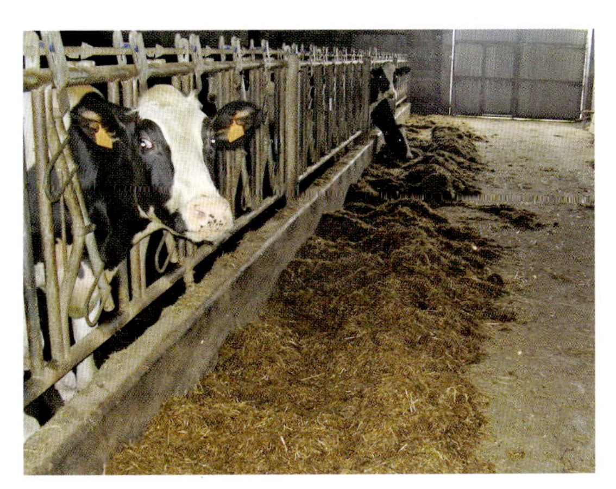

図 26　十分に切断されていない飼料。

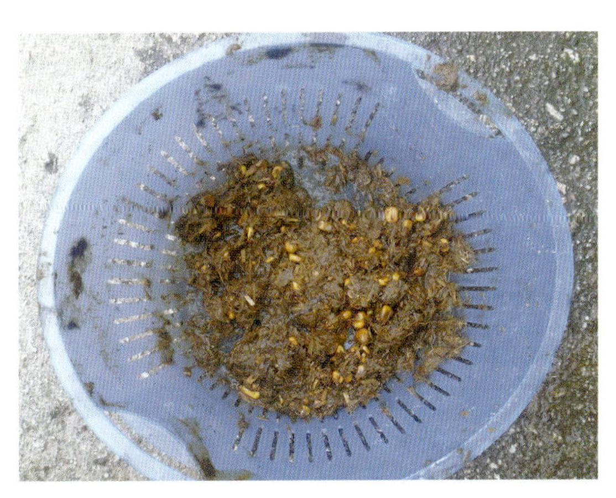

図 27　粗い目のふるいを使った糞便評価。

牛の糞便の評価

牛が摂取した飼料の消化程度は，栄養物の分解性（ルーメンを通過することによるもの）と消化性（消化管を通過することによるもの）の両者によって決定される。それゆえ，もし飼料を構成するいずれかの成分（刈り取りが遅れたコーンサーレージなど）が消化しにくい時は，飼料全体の消化率は影響を受けるだろう。牛の糞便を評価することによって，飼料の消化程度が判断できる。

糞便評価に関するケーススタディ

ケース 1

当該農場は，自由採食のコーンサイレージと過度な量のデンプンを含んだ濃厚飼料を使用しているので，アシドーシスの問題を抱えている。糞便を目の粗いふるいに通したところ，未消化な多くのコーンが認められた（図 27）。さらに細かいふるいを使用したところ（図 28），ムチンがみられた。これは，大腸壁の損傷を示すものであり，過度な発酵によって消化環境の pH がかなり

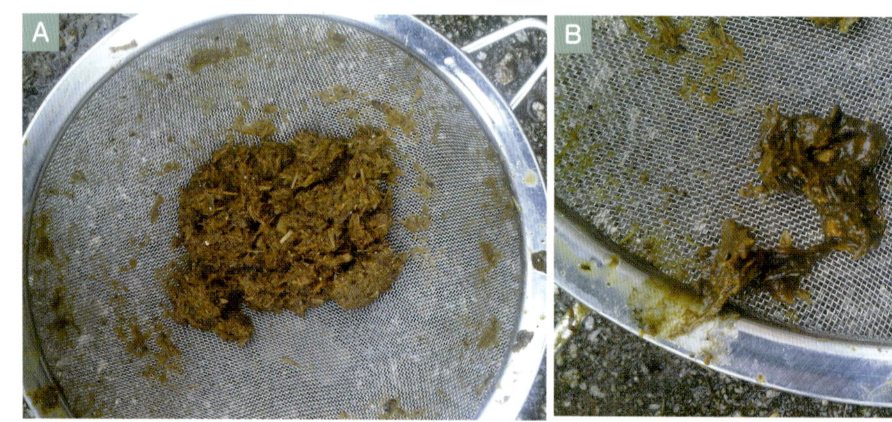

低下している可能性がある。腸が損傷を受けると，腸の粘膜の損傷部位を覆うためにムチンあるいはフィブリンが分泌される。

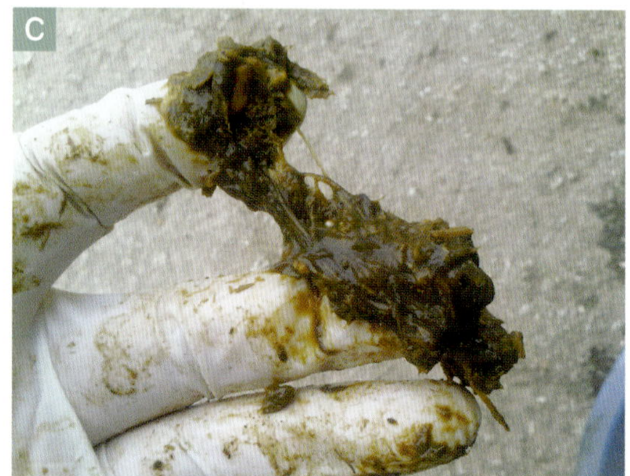

図 28　細かいふるいで糞便を評価している（A，B），ムチンが糸を引くように繊維状に認められていることに注意（C）。

5

分娩後の疾病

本章で取り上げられている各疾病は広範囲に記述されているが，著者らの目的は，疾病どうしが分娩前後に発生する過程において重要な相互関係を持っていることを強調することである。それぞれの疾病について，簡潔，簡明に解説する。

低カルシウム血症，子宮炎，ケトーシスはすべて典型的な分娩後の疾病である。これら疾病は，周産期における繁殖障害や廃用の原因であり，農場における繁殖率の低下を招来する。酪農を専門とする獣医師が遭遇している主要な分娩後の疾病は，時系列的にみて以下のとおりである：

- 子宮脱
- 低カルシウム血症
- 胎盤停滞
- 子宮炎
- ケトーシス
- 第四胃左方変位（LDA）
- 乳房炎

一般的に，LDA と乳房炎の発生は，上記の 1 つの疾病あるいは，それ以上の疾病との因果関係を持っている。

子宮脱

子宮が外部に突出したり，脱出したりすることは深刻な障害であり，牛がショック状態を引き起こすことになる。なぜなら，分娩時は循環血の約 30％が子宮に集中しているからである。そのうえ，子宮の出血あるいは裂傷は子宮伸張（分娩時，子宮の重さは 20〜35 kg）の高いリスクとなり，場合によっては，牛は回復しないかもしれない。

子宮脱が継続している間は尿道が物理的に妨害されるので，尿の排出が妨げられる。子宮脱は通常，分娩後すぐに発生する。周囲の温度（気温），分娩の場所，獣医師が介入するためにかかる時間は，子宮脱の整復に影響する重要な要因である（図 1）。

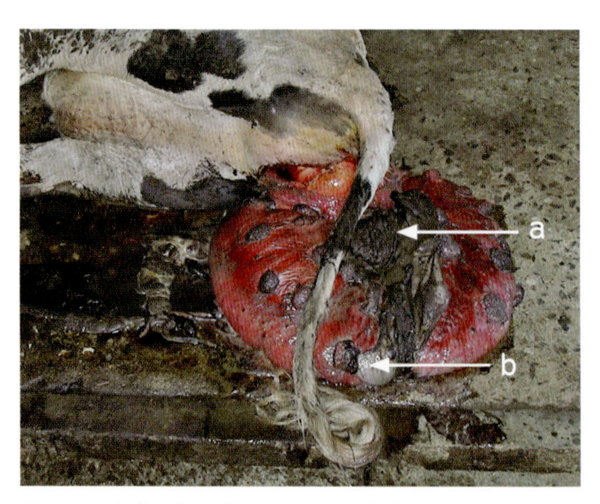

図 1　子宮脱の牛。糞便による汚染（a），小丘からの胎盤葉の分離（b）。このケースでは，胎盤はほとんど分離している。

病因

子宮脱は以下の原因によって起こる：

- 難産：主に胎子が尾位の時，強制的な移動，子宮捻転。
- 母牛に同時に発生している疾病：例えば，低カルシウム血症。
- 過度に体を地面の方に向け，体を曲げて分娩するような時。これは通常，牛が山地（やまち）の場所で分娩するときに発生する。
- 胎盤排泄の際の過度な力み。

治療

子宮脱の治療をする前に，当該牛を適切な場所に配置することが重要である。必要な資材の準備と補助のための適任な人員を準備することも不可欠である。治療について前もって計画をしておくことは軽症なケースにおいては整復の成功を保証し，より複雑なケースにおいてはショックを引き起こす可能性を低くする。治療の目的は，子宮を元に戻す際の操作の回数を最小限にすることである。なぜなら，子宮は何度も洗浄され，分娩後の子宮自体の脱出によって脆弱な状態になっているからである。著者らは以下のプロトコールを推奨する：

もし牛が起き上がる場合，補助者は，それと一緒にシーツあるいはタオルを持ち上げて，子宮を保持しなければならない。

1. もし，牛が横たわっていたら，牛を起こしたりしない

子宮脱の重篤度を判定し，必要な資材や人員が揃うまで起き上がらせることはしない。自分が作業しやすい位置に牛を固定する。

2. 近くに居合わせた，補助者として適格とみなされた3～4人を手配する

子宮脱の整復は体力のいる仕事である。

3. 介入する前に必要資材を準備する

清潔な容器に入った温湯（40℃）と脱出した子宮をくるみ，地面に触れないようにするために使う複数枚のシーツあるいはバスタオル，それから砂糖1～2 kgが必要である。

4. 当該ケースにおける病歴を完全に把握する

産次数，分娩時に生じた問題事項，分娩からの時間経過，当日に取った行動

5. 一般症状を評価する

胎盤を排出したかどうかを確認する。切迫したショック状態，低カルシウム血症，あるいは他の合併症があるかどうかを判断する。これらのデータは病歴調査の内容を補完するであろう。

6. 必要な薬剤を投与する

介入の前後に実施する。

7. 子宮から胎盤を分離する

最初に，ヨード系石鹸で膣の周囲を洗い，尻尾は前方に縛る（硬膜外麻酔で尻尾の動きは緩慢になる）。子宮から胎盤を分離する前に，視覚的に子宮の全体的な様子，色，粘膜の状態を検査したり，損傷の部位を探したりしながら，ヨード系石鹸で子宮を洗浄する。各小丘は対応する胎盤葉から念入りに分離するべきであるが，その際，妊娠子宮角からはじめ，次いで非妊娠子宮角の順に行う。後者の方は，子宮角も小さく，通常，損傷を受けていないので扱いは難しい（換言すれば，“目に見えていない物を扱うように”作業しなければならない）。作業をとおして，砂糖が溶かされた温湯（1 kgの砂糖を10 Lの水に溶かしたもの）で子宮は絶え間なく洗われなければならない。この溶液は，出血を防止する薬剤であるとともに，子宮小丘の表面を保護する役割もある（図2）。

8. 胎盤が分離された後に，子宮を再度洗浄する

次に，牛を四つん這いにさせるが，その際，通常はシーツやタオルで子宮を支えながら行う。周りの場所を清潔にした場合は，それに合わせて，シーツやバスタオルも水やヨード剤で湿らせた新しいものと取り替える。

9. 子宮の整復

作業をとおして，子宮は膣の位置よりわずかに高く保ち，まずは，膣に向かって子宮を

薬物療法

- 硬膜外麻酔：リドカインは，子宮整復の妨げとなる収縮を和らげるために硬膜外麻酔薬として投与される。最初に牛を持ち上げる必要がある場合は，硬膜外麻酔の適用は後に行う。
- 子宮刺激薬：エルゴノビンあるいはカルベトシン（オキシトシンの誘導体）は，子宮収縮の誘導，子宮サイズと張りの縮小，出血の低下を図るために静脈注射する。これらの薬剤が投与された後は，子宮は扱いやすくなり，もしもまだ胎盤が排出されていない場合は，それも促される。
- 鎮痙剤：子宮が整復されたならば，キシラジンと併用して鎮痙剤を投与する。
- 抗生物質：最もよく使用される抗生物質は，ペニシリン＋ストレプトマイシン＋セルチオフルあるいはペニシリン＋セルチオフルである。
- その他の薬剤：カルシウム（低カルシウム血症の時），鎮痛剤（痛みのある時）または生理食塩水（ショックの時）の投与は必要になるかもしれない。点滴で連続して薬剤を投与することが必要になることもある。

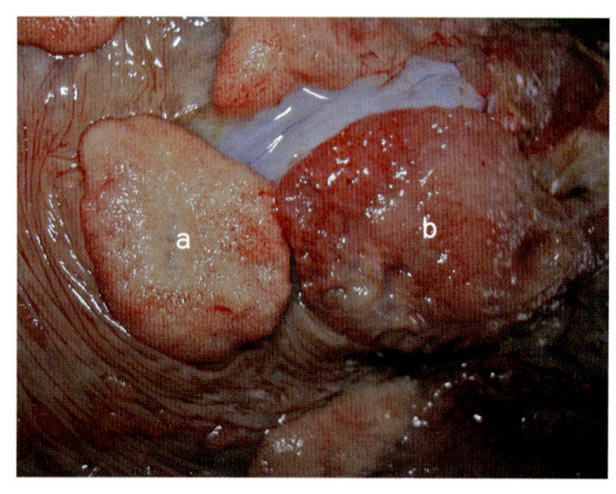

図2　洗浄された脱出子宮。子宮角の小丘（a）と対応している胎盤葉（b）が分離されている状態。

軽く押し入れることからはじめる。最初に子宮を戻す部分は膣である。この操作は，激しい収縮を伴っていない場合に有効である（薬剤を投与する際，通常ある程度の力みが起こる）。子宮の損傷を防ぐために，子宮を元に戻す過程では忍耐強く最大限の配慮をしなければならない。一般に，子宮の50％を戻すのに5～20分かかる。その後，残りの部分を入れる際にはほとんど抵抗がない。子宮が整復されたなら，正常に排尿ができるか確認することが重要である。排尿ができていない時は，カテーテルを入れなければならないだろう。もし，牛が子宮の整復後に起立できない時は，胸骨横臥位にするべきである。なぜなら，後膝（大腿頚骨部の関節）によって体重を支える必要があるためである。取り扱いを容易に，かつストレスを最小限にするために，最初に鎮静処置をする（キシラジンと鎮痙薬の組み合わせを使用）。次いで，ロープを使用して，子宮の整復を促進するために牛の位置を固定する。子宮脱整復の終了後，牛を横臥状態にし，子宮が完全に元に戻っているかを確認する。これは，滅菌されたガラスビンを膣から可能な限り奥に押し込むことで確認ができる。

10. 最終的に，**外陰部**をポリアミド6の縫合糸あるいは膣用テープとビューナー針（膣脱整復固定用縫合針）で3～4回ほどUステッチ縫合することを推奨する（図3）。処置をしている間，牛がリラックスし，落ち着いていることが大切である。そのためには，キシラジンと鎮痙薬を併用すべきであり，容易にモニタリングできる快適な場所に牛を配置する方がよい。

子宮脱を経験した牛については，処置の数時間以内に検査をするべきである。再出血の可能性があるかどうかをみるために，1カ月後に再検査すべきある。また，正常に排尿が行われているかをチェックするために，当該牛を綿密にモニタリングすることも重要である。もし，排尿に障害がある場合，8時間ごとにカテーテルを入れるべきである。

子宮脱のいくつかのケースでは，特に複雑になってしまい，致死的な経過をたどることがある（例えば，膣や子宮の破裂，同時に腸管の脱出症が伴っている時）。これらのケースでは，獣医師は，しばしば，その牛の安楽死を決めなければならないだろう。

低カルシウム血症

低カルシウム血症は乳生産や分娩に関連する代謝疾病であり，血中のカルシウム濃度が低下することによって特徴付けられる。臨床型の低カルシウム血症は容易に判断がつくが，潜在性の低カルシウム血症は同様とは言えない。しかし，両者はその他の周産期疾病の発生を助長し，繁殖に影響を与えるので，牛にとっては高いリスクとなる。

病因

低カルシウム血症は分娩後に牛が経験する突然の変化によって引き起こされる。初乳は通常の乳と比べ2倍のカルシウムを含む。乳もまた血液の

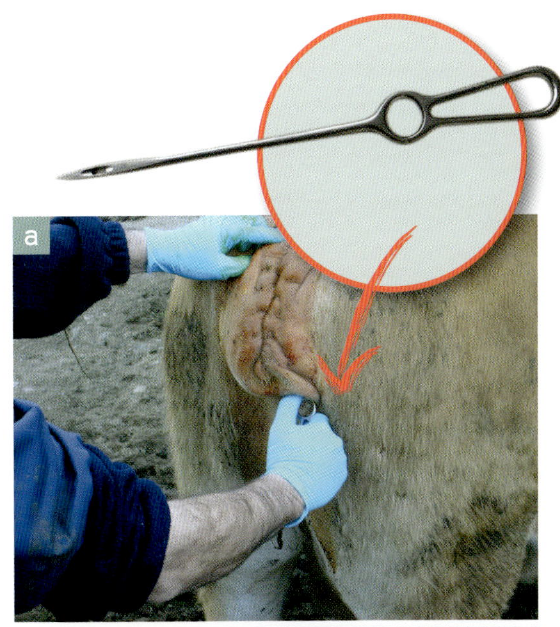

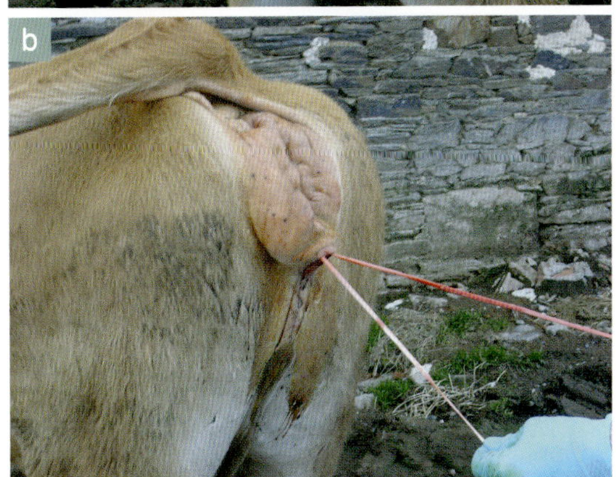

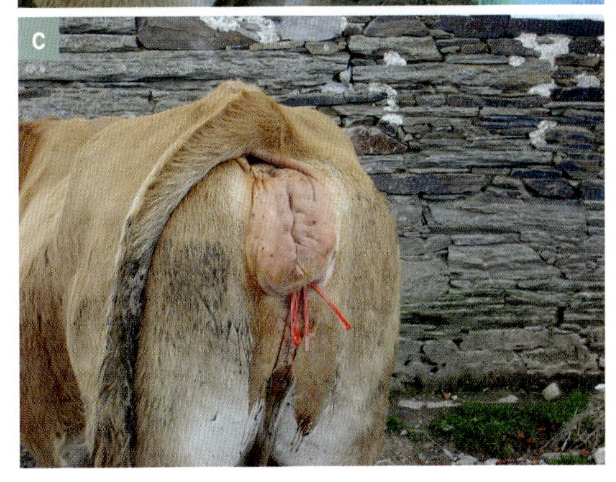

図3　子宮脱のルビア・ガレガ（Rubia Gallega：牛の名前）牛における外陰部の縫合。獣医師は，膣用のテープを通したビューナー針を外陰部の縁に刺している（a）。膣用のテープを環状の閉鎖をつくるように外陰部の左右の縁に通す（b）。外陰部を閉じるようにテープの端を結ぶ（c）。

キーポイント

- 経産牛では，カルシウムを吸収する能力が年齢とともに減衰する。
- 理想的には，分娩前の期間では，Ca^{2+}/P^{+}の割合は低くするべきである。
- カルシウム濃度は飼料によって大いに影響する。分娩前の時期に放牧することは，付加的なリスクを引き起こすかもしれない。なぜなら，草にはカルシウムが多く含まれているからである。
- 飼料中にビタミンD3が存在すると，腸管で飼料からのカルシウム吸収が促進される。
- 骨からのカルシウムの放出能力は年齢とともに減少する。そしてその能力はPTHに依存している。
- PTHの放出は飼料中のカルシウム濃度によって影響する。すなわち，飼料中にカルシウムが少ないほど，より多くのPTHが分泌される。

10倍のカルシウムを含んでいる。したがって，泌乳の最初期には，まさにカルシウム要求が実質的に増加している。カルシウム代謝は，2つのホルモン，すなわち副甲状腺ホルモン（PTH）やカルシトニンを伴った恒常性維持機能によって調節されている。PTHの分泌は，飼料性のカルシウム摂取や骨からのカルシウムの放出によって制御されている。骨からの動員は血液のわずかな酸性化によって増加する。内因性のカルシウム濃度は，飼料中のカルシウム濃度，飼料の消化率，他のミネラルとの相互作用，ビタミンD3濃度，年齢，産次，双胎妊娠，使用している飼料給与システムによる。

移行期の牛にとって，陰イオン／陽イオンの適切なバランスの飼料を給与されることが非常に重要である。なぜなら，過度な陽イオンの給与は低カルシウム血症の発生を助長するからである。陰イオン／陽イオンのバランスは，カルシウム代謝に影響する最も重要な要因であり，疾病を予防するうえで十分に考えなければならない。

いくつかの低カルシウム血症では生理的な変化とみなされる程度のものもあるが，その他の場合，分娩前後に起こるカルシウム代謝の急激な変化に対応しきれず本疾病は顕在化する。

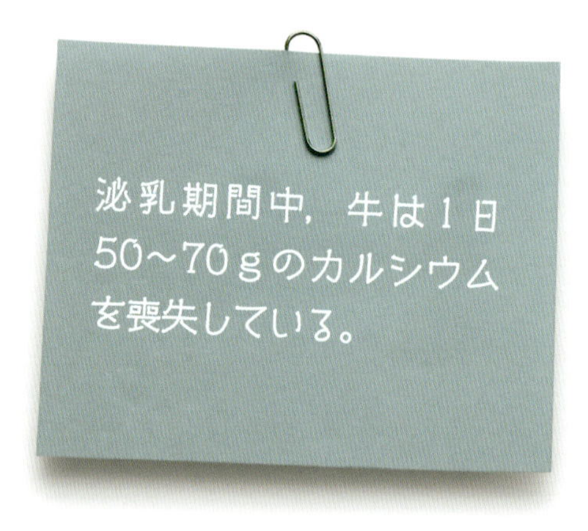

臨床所見

低カルシウム血症はより早期に起こり，娩出期に影響を及ぼすかもしれないが，通常は分娩後に発生する。

臨床症状は非常に多様であり，体温の低下や元気消失，反芻の減少を伴う軽い症例から，牛が前傾姿勢のままや，何度起立しても後部の3分の1程度しか持ち上げられないような状態のより深刻な症例まで認められる。また，低体温（<37℃），昏睡状態で片側を向いて横たわるようなより重篤な症例もみられる。

一方，潜在性の低カルシウム血症は，他の周産期疾病の発生を助長するので，予防する必要がある。カルシウム濃度の低下は，第四胃の筋肉，子宮筋，乳頭括約筋の緊張を減少させる。したがって，このことがLDA，胎盤停滞，子宮炎，乳房炎発生の引き金となる。

治療

低カルシウム血症の治療として，カルシウム，マグネシウム，リン酸塩が静脈注射される。ビタミンD，グルコース，コルチコステロイドも投与される。治療は，2〜3日行われるが，その期間は疾病の重篤度による。投与経路としては，静脈内（ショック治療），筋肉内，皮下あるいは経口がある。臨床例では，高率に，満足のいく治療効果が得られる。良好な結果を得るためには，初期段階での正しい診断をすることが不可欠である。また，回復期にはその疾病牛を十分なベッドを有する適切なペンで飼養し，衰弱している間は起立を試みた時に怪我をしないように管理することが必須となる。体脂肪の比率が高い牛は，脂肪肝や他の合併症に罹患しているリスクが高いので，回復がより緩慢である（参照：7章 ケース6，p132）。

予防

低カルシウム血症の予防

- PTHの分泌を刺激するために，分娩前の期間にはカルシウムの摂取を減らす。
- 飼料中の陰イオン / 陽イオンのバランスを制御する。分娩前の期間における飼料中の過度な陽イオンは，マグネシウム塩の経口投与によって中和する。これは，代謝性アルカローシスを減少させ，カルシウム代謝を刺激することで，軽度なアシドーシスを誘発する。しかし，これら塩剤は嗜好性が高くないので，その使用は限定的である。
- 飼料からのカルシウム吸収を促進するためにビタミンDを投与する。
- 分娩の数時間前と分娩後すぐに経口と注射でカルシウムを投与する。

胎盤停滞

生理学的見地から，胎盤停滞は分娩が完全に終了していないことを示している。分娩後12時間を経過して，まだ胎盤が排出されない時は胎盤停滞とみなされる。

胎盤停滞の場合，臓器のある部分で血液供給が止まり壊死してくるため，引き続いて子宮の内側が腐敗する。牛は通常，80〜120個の子宮小丘（小丘と胎盤葉が結合している）を持っており，これで子宮内膜と胎膜を接合している。子宮小丘の直径は，妊娠子宮角で10 cm，非妊娠子宮角で2〜4 cmである（図2）。

胎盤停滞は，たいてい何日か継続する（3〜12日）。胎盤は通常9〜10日で，全部あるいはその断片のいずれかが排出されるが，同時に発生する子宮炎に起因する不定量の分泌液を伴う（図4）。実際，多くの症例では，完全にあるいは部分的な胎盤停滞によって子宮炎が引き起こされている。すなわち，壊死した組織が微生物の繁殖における最初のブイヨンとしての役割を果たしている。もし，牛が子宮炎の臨床症状を示し，胎盤停滞が確認できなかった場合，超音波検査によって診断すべきである（図5）。

病因

胎盤停滞は，牛にストレスを与えるような不適切な扱い方（参照：7章 ケース4，p120），ミネラル不足，感染症，双胎分娩，難産，同時に発生している何かしらの疾病を含む様々な要因によっ

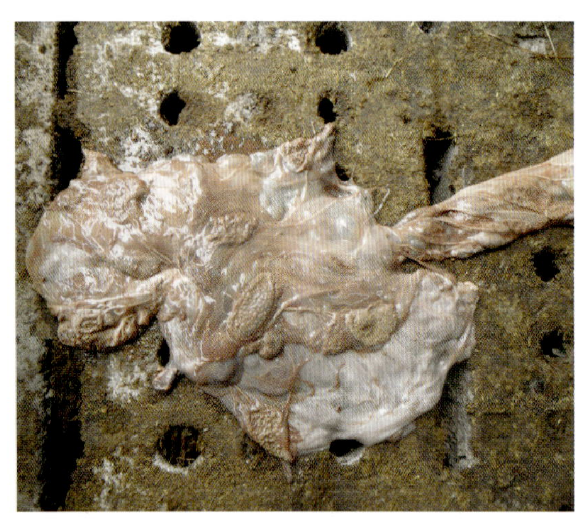

図 4　分娩後 9 日目にすべての胎盤が排出された珍しい症例。胎盤葉が容易に識別できる。

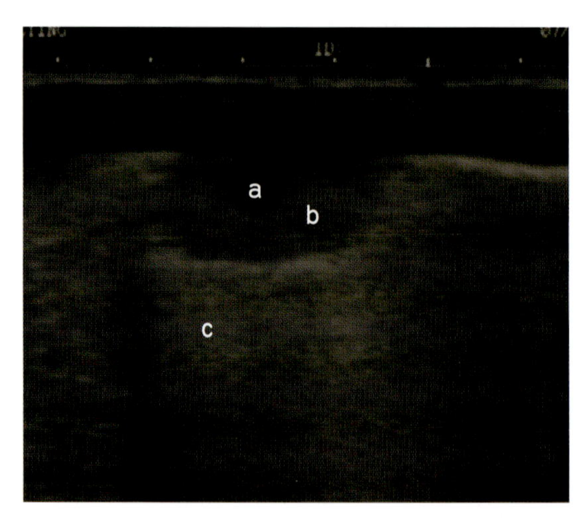

図 5　子宮の超音波診断画像。小丘（a），胎盤葉（b），子宮炎のために蓄積した分泌液（c）。

て引き起こされる。どんな症例においても，農場における胎盤停滞の影響は評価すべきであり，容認できる平均発生割合（<10%）と比べてみる必要がある。

最初の評価の後に，主たる原因を検証することは不可欠である。例えば，ある農場において，双胎分娩が高い割合であったならば，胎盤停滞のリスクは高くなる。同様に，ある農場で平均の妊娠期間が短くなっていれば，胎盤停滞の確率が高くなっていることを意味する。後者の場合では，平均妊娠期間が減少している原因を確定することが重要である。

臨床所見

胎盤停滞の牛が示す症状は非常に多様である。軽症例のなかには，熱はなく，臨床症状も通常，胎盤や分泌液が排出されて 9～10 日のうちには，抗生物質治療をしなくても，自然に治癒するものもある。より重篤な例では，牛は悪臭のある分泌液を排出し，分娩の時期からその後 12～15 日後まで，中毒症の臨床所見を示す。多くの例では，実際に胎盤は排出されず，組織の破片や膿状の赤茶けた滲出物を数日間にわたって排出する。重篤な症例においても，牛の一般的な健康状態としての熱や衰弱の程度は広範囲にわたっている。

胎盤停滞が，壊死，子宮のアトニー，膜組織の浮腫，未成熟な子宮小丘あるいは胎盤炎につながっていることが数名の研究者によって示唆されている。胎盤停滞はしばしば子宮炎を起こすとされているが，これについては，次に述べる。

治療

胎盤葉から小丘が分離する複雑なメカニズムは分娩の数時間前からはじまっており，好中球，各種酵素，収縮力が関わっている。

胎盤停滞には，通常，カルシウム，エルゴノビン（子宮収縮促進薬）やオキシトシンが処置される。いつも予想どおりの結果になるとは限らないが，これらの治療は胎盤を剥がすために行われるものなので，持続させることに価値がある。

著者らは，胎盤停滞を確認することを除いて，胎盤へのいかなる用手による操作も推奨はしな

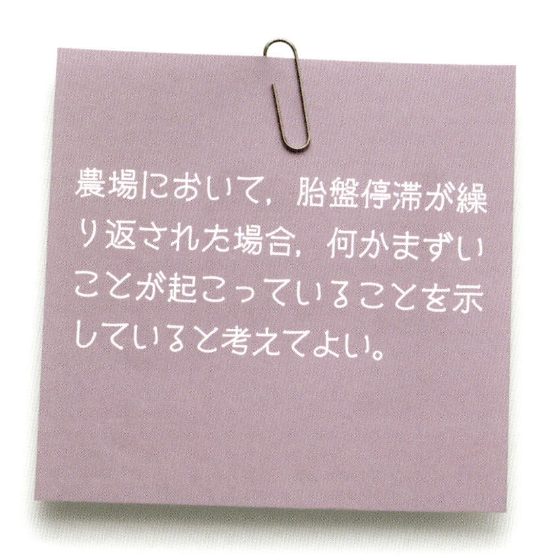

い。膜組織を剥がすことは，子宮炎の発生につながるからである。どのような用手操作も微生物の侵入を促進し，子宮の内側に小さな外傷や裂傷をつくる原因となる。そして，子宮をより脆弱にし，汚染物に対する透過性が増すことになる。著者らの経験では，子宮内の治療によってめったに胎盤停滞が解決されることはなく，汚染のリスクを高めることになる。しかし，中毒性の子宮炎では，子宮へのドレナージ（排膿法）が効果的である。なぜなら，この治療法は子宮内の汚染された内容物を減らすことができるからである。

胎盤停滞を治療するうえで，著者らは，4～6日間の非経口的な抗生物質投与を推奨する。また，毒血性の子宮炎が進行している場合は，牛の全体的な状態のモニタリングも併せて行うことが肝要である。毒血性の子宮炎が起こっている場合は，NSAIDや輸液療法も検討すべきである。著者らは，通常，治療後に，プロスタグランジン（天然物）を分娩後4，8，12，22日と必要に応じて適宜投与している。他の研究者らは分娩後すぐにプロスタグランジンを投与することの効果について論争されていたが，著者らは，この投与によって子宮の緊張と分泌液の排出に関して有効な応答を観察している。

要約すると，著者らは対症療法を推奨する。また，毎日モニタリングするべきである。患畜において，十分な乾物摂取量が維持され，ケトーシスやLDAのような他の疾病の発生が予防されていることを確認しなければならない。

予防

子宮のアトニーは，胎盤停滞の引き金となるので，予防的に治療するべきである。また，この病態は，胎盤停滞の原因の1つとなり得るが，短期間で解決が可能な状態である。

胎盤停滞は高率に発生するが，明らかに感染が伴わない農場ではセレニウムやビタミンEの投与が推奨される。これらの症例では，高率に発生する胎盤停滞の原因を明確にするために，分娩に関連するすべての要因が調査されるべきである。

子宮炎

牛が分娩後に回復し，子宮も退縮するようになると，汚染された環境や分娩後の免疫抑制あるいは畜舎および扱い方の変化に伴うストレスに曝されることになる。子宮炎の発生率は，国，地方，個別の農場間で異なる。一方，乳牛における子宮炎の有病率の研究によると，子宮炎と子宮内膜炎が高レベルで認められていることが示されている。

子宮炎は*Escherichia coli*，*Arcanobacterium pyogenes*あるいは*Fusobacterium necrophorum*の感染による子宮の炎症として定義されている。この疾病は，泌乳初期に発生し，子宮全体の層に影響を及ぼす。結果として，胎盤停滞，浮腫，白血球の浸潤，子宮筋層の変性を含んでいる。このことから，子宮の大きさの増加や，一般的な健康問題が生じることになる。

子宮炎は容易に**子宮内膜炎**に進展する。子宮内膜炎は臨床症状を示さないが，繁殖の観点からは

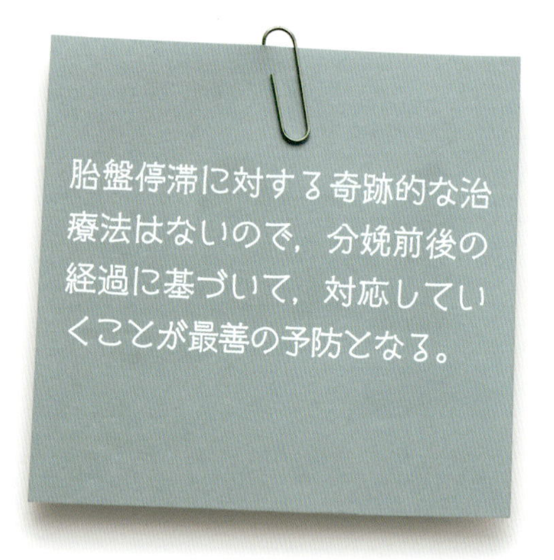

密接な関係がある。場合によっては，炎症や感染は子宮を越えて，癒着，膿瘍あるいは周りの組織や体内諸器官の炎症として拡大する。そして，次には，**子宮周囲炎**または**子宮傍組織炎**が生じることになる。

病因

種々の関係する素因が累積することで，子宮炎発生の機会が高まる：

- 胎盤停滞と関係するリスク要因
- 難産（例えば，尾位，整復のための操作）
- 双胎妊娠
- 流産そして / または死産
- 牛の防御能に障害を生じさせる周産期疾病（例えば，低カルシウム血症，ケトーシス，LDA，跛行，乳房炎）
- 年齢，産次数（初産牛も子宮炎の高発生リスクを持つこともあるが，年齢や産次が高くなるとより発生しやすくなる）
- 不適切なボディコンディション（主として，ボディコンディションスコアが高い時）
- 乾乳期の期間（乾乳期が長いと子宮炎のリスクが高まる）
- 不十分な施設設備
- 分娩場所における不適切なベッドあるいは不十分な衛生環境
- 免疫抑制効果のあるストレスあるいは何かしらの取り扱い

臨床所見

以下が，子宮炎の分類として早くて簡単な方法である。この方法を使うことで，獣医師，農家あるいは従業員が，臨床的な特徴に基づいて子宮炎罹患牛を分類することができ，各ケースに対して，早期に実行すべき最も相応しい治療法を実践できる。

図6に示した**臨床型子宮炎**の3つのグレードの臨床所見は，分娩後21日以内に認められる。3つのすべてのグレードにおいて，子宮の大きさの増加，膣からの悪臭を伴う分泌液の排出が特徴である。子宮炎のグレードには以下の主要な違いがある：

- **グレード1：**全身性の所見がみられない。
- **グレード2（産褥性子宮炎）：**牛は膣から悪臭のある分泌物を排出する。おおよそ分娩後3～5日目にはじまる。体温は39.5～40.5 ℃の間で，様々な程度の全身症状を示す。
- **グレード3（毒血性子宮炎）：**牛は膣から悪臭のある分泌物を排出し，重篤な全身症状を示す。致死的リスクが高い。体温は正常か，あるいは毒血症のために低下している。症状としては，元気消失，頻繁に横になる，頻脈が認められる。産褥性子宮炎の悪化や適切な治療がされなかった場合に毒血性子宮炎へと進展する可能性がある。しかし，場合によっては，分娩時あるいはその前にマイナス要因が組み合わさって直接的に疾病の引き金となり，まさに分娩したその日に発生するかもしれない（図7）。

図6　臨床型子宮炎における3つの種類

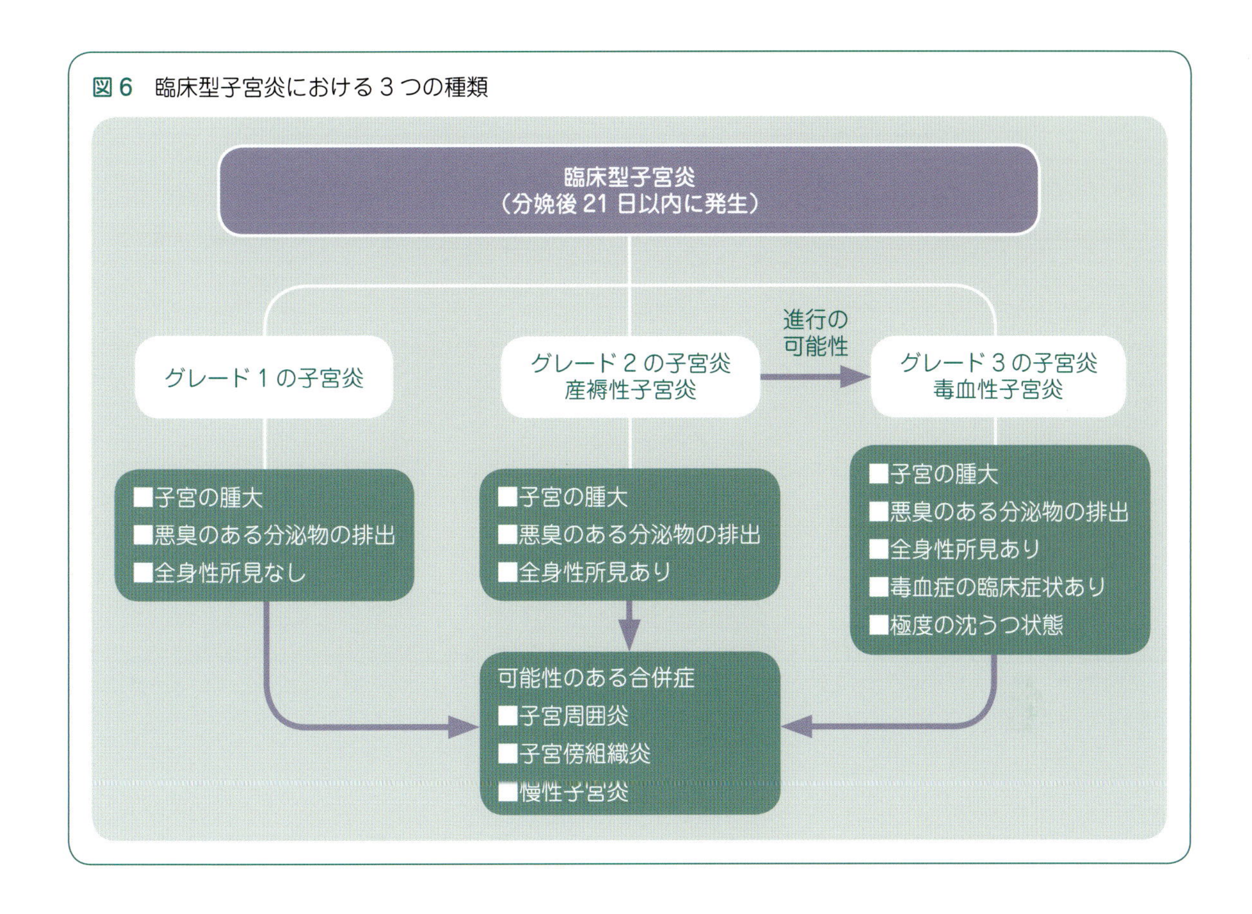

子宮内膜炎は分娩後21日以降に発生し，最初に発生している子宮炎の程度に関わりなく，その子宮炎の理論上の進行形である。この状態は，生産性には影響を及ぼさない傾向があるが，繁殖性には重要な問題となる。この状態が診断未確定，未治療あるいは未治癒から生じていることを認識しておくことが重要である。

子宮内膜炎は以下のように分類できる：

■臨床型：牛は臭気のない分泌物を排出し，子宮はほとんど肥厚していない

■潜在性：牛に分泌物はなく，したがって，診断はより難しい

子宮蓄膿症は，子宮炎から進展したまた別のタイプの疾病である。特徴としては，子宮に膿が蓄積していることであり，卵巣に黄体が存在している（図8）。子宮蓄膿症の牛は，膣からの分泌物の排出あるいは，場合によっては，子宮頸管の閉鎖が認められる程度であり，その他めったに臨床症状を示さない。

診断

子宮炎の診断は，臨床所見の検出に基づいて行われる。子宮炎のグレード2と3の初期の診断において，特に注意を払うべきである。なぜなら，同時に発生している疾病によって今後起こり得る合併症を予防するためである。子宮炎罹患牛は子宮内膜炎を予防するためにモニタリングすべきである。最近分娩した牛をモニタリングするというプロトコールの実施によって，これら経過の初期

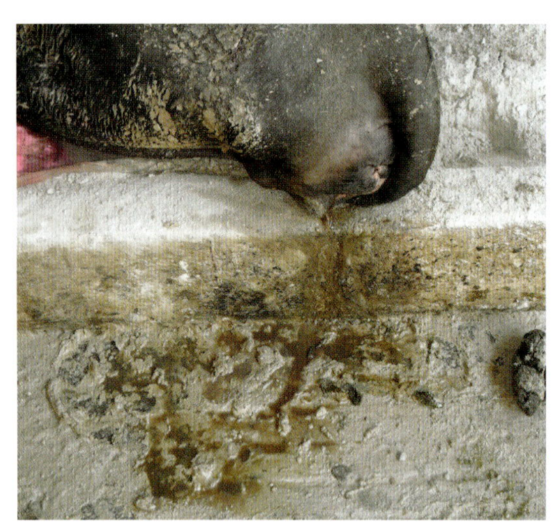

図7　毒血性子宮炎の特徴ある暗褐色で悪臭のある分泌物を排出している牛。

> 重篤な子宮炎罹患牛に対しては，疾病の進行や治療の効果を評価するために毎日モニタリングする必要がある。

段階での診断が促進されるだろう。繰り返し発生する潜在性子宮内膜炎の症例に関しては，超音波検査によって容易に診断できる。

治療

プロスタグランジンを投与する目的は，子宮炎罹患牛から炎症または感染によって発生した産出物（子宮からの分泌液）の完全な排出を促進するためである。著者らの経験によると，この薬剤はほとんどの症例において，子宮からの分泌物の排出を促進し子宮の良好な張りを増加させる。著者らは，分娩後4，8，12，22日目にプロスタグランジンを投与する。ただし，引き続き追加投与の必要があるかもしれない。

エルゴノビン，オキシトシンまたは**カルベトシン**は，腟検査をとおして，分娩後24時間子宮頸部が開いたままの症例に使用される。このような状態は産褥性子宮炎や毒血性子宮炎に罹りやすくなっている牛にみられる。それゆえ，問診から，特に複数のリスク要因（例えば，低カルシウム血症，双胎妊娠，高産次）が集中している場合は，特別な配慮を念頭に置くべきである。

非経口的抗生物質投与は，臨床型子宮炎のグレード2と3には不可欠である。これらの症例では，一般的にペニシリンとストレプトマイシンが併用される。しかし，同時に発生している疾病によってはその他の抗生物質の投与が必要となるかもしれない。

NSAID投与もグレード2または3において体温上昇をコントロールするためには重要である。

補足的な支持療法によって，毒血症と同様に（例えば，高張液療法，経口補液，ルーメンの細菌叢の増殖を促進するサプリメント），同時に発生している疾病治療にも対処すべきである（例えば，カルシウム，グルコース，利胆薬，メチオニン，ビタミン，中性脂肪の動員を増加させる混合物質）。

著者らは，治療目的で，胎膜を用手法で除去したり，あるいは子宮洗浄したりすることは推奨しない。しかしながら，子宮に貯留した分泌物を取り除いたり，または希釈したりするために，硬膜外麻酔後に子宮洗浄をすることは推奨する。すなわち，2〜3Lの温かい生理食塩水を子宮内に入れ，その後，可能な限りの廃液を回収する。著者らの経験によれば，毒血性子宮炎の診断後や初期

図 8　子宮内膜炎と子宮蓄膿症

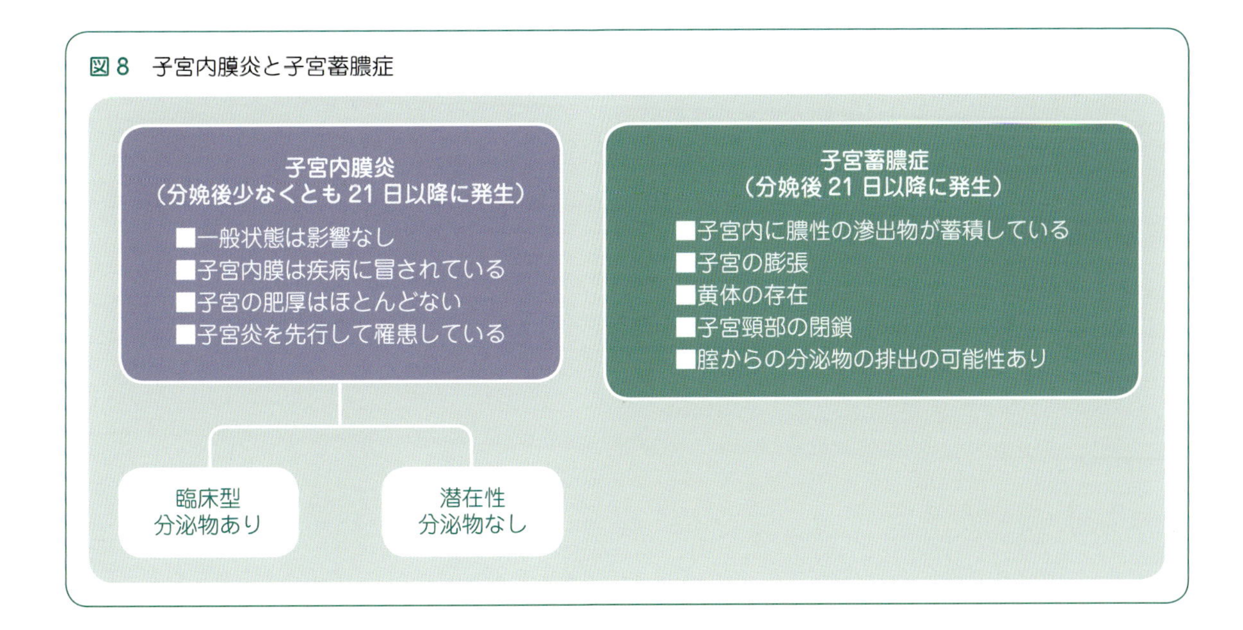

の薬物療法実施後，3～6 日の間にこの方法を実施するのが最善である（図 9）。子宮炎の初期診断や治療は明らかに収益性を増加させる。なぜなら，それは，将来的に予想される周産期に関連する他の疾病との合併症のリスクを防止あるいは削減できるからである。

予防

子宮炎の発生を予防するため，あるいは牛が予防または治療の措置を必要としているかどうかを判断するためには，以下のパラメーターについて定期的にモニタリングすることが重要である。

■ 牛の免疫性の程度

分娩前後の期間における飼料給与や取り扱い方は牛の免疫に多くの影響を与える。

- 移行期の飼料には，適正な量のカルシウム（低カルシウム血症の予防），セレニウム，ビタミン A や E が含まれるべきである。また，嗜好性もよく，栄養的にもバランスが適切で，乾物の割合も高いことが重要である。
- ケトーシスを防止するために予防措置を講ずることが大切である。この疾病は，牛に対して大きな免疫抑制効果を持っている。
- 飼槽や水槽や休息場所（ベッド）は適正なサイズで，容易にアクセスできるようにしなければならない。

■ 分娩場所における衛生と快適性

ベッドの衛生，換気，飼養密度については，妊娠牛へのストレスを排除するために，特に注意を払うべきである。干渉しないよう妊娠牛をモニタリングするために，分娩場所は静かに保ち，容易にアクセスできるようにすべきである。

■ 分娩介助の人員

分娩を介助する人員は，分娩期間中は良好な衛生状態の維持が不可欠であることを認識すべきであり，必要な時だけ介入すべきことも知っておく必要がある。

他の推奨事項：衛生的な資材，ディスポーザブル手袋を使用すること，介入の前には，石鹸水とヨード剤で会陰を洗浄すること。

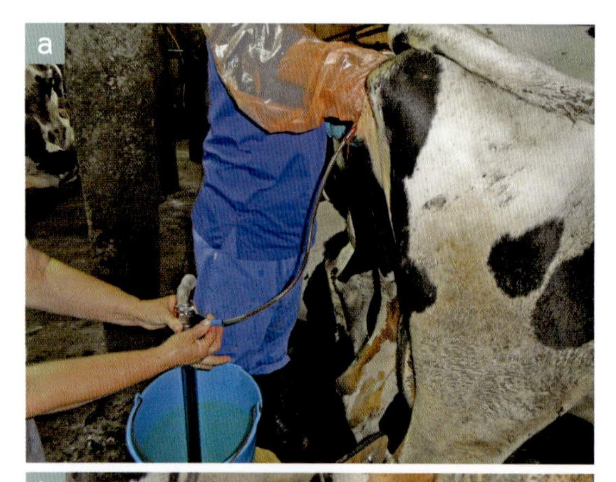

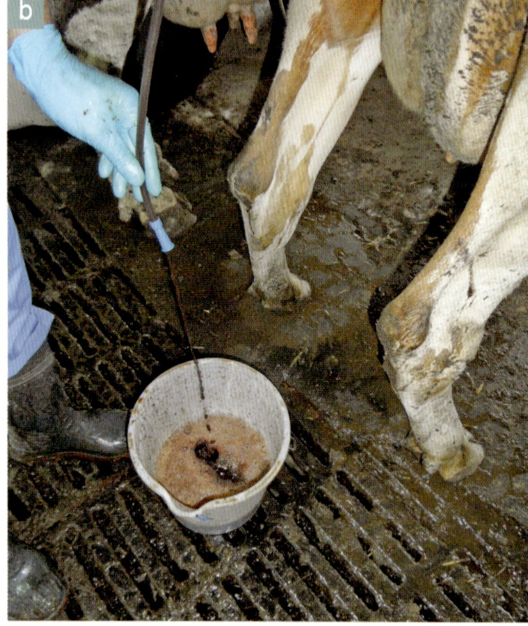

図9　子宮炎罹患牛に対する治療の一部としての子宮洗浄。この目的は，子宮の中身を希釈し，子宮に蓄積している液状物を除去することである。

■分娩後のモニタリング

分娩後のデータは重要なので記録シートに残しておくべきである。これらデータは，目的のモニタリングの実施や，プロトコールを検討する際に有用である。実施されるアプローチは，農場当たりの牛の数や牛群を編成する手腕，携わる人員の適性や経験などの要因の影響を受けるだろう。

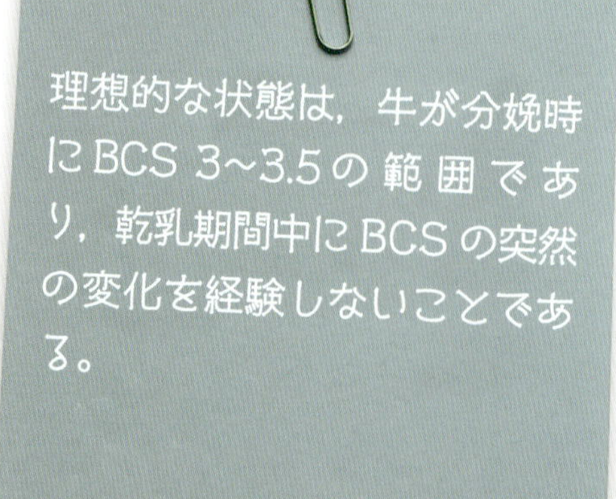

モニタリングのプロトコールは，より長いサーベイランスを必要とする疾病を除いて，分娩後の最初の15日間に実施する。以下のパラメーターについてモニタリングをし，記録する。

- ■体温
- ■ルーメンの充満度
- ■行動（活気，食欲，反芻など）
- ■毎日の乳量の経過
- ■膣からの分泌液と排出物
- ■ボディコンディション
- ■ケトン体（尿）と血液中または乳汁中のβ-ヒドロキシ酪酸（BHB）
- ■pH

当該群の経過の評価や，他の群あるいは農場と比較するために収集されたデータは電子データとして保存する。

個々の牛の最も現実的で意味のあるデータを記録するために，別の記録シートを使用する。各ページには，対象の牛の身元を明記し，以下のデータを明確にする。病歴，毎日の生産データ（搾乳回数，乳量），健康状態（体温，ケトン体，BHB，尿pH，行動，ルーメン充満度），実施さ

他の研究者によれば：

- 子宮炎と診断された牛の３分の１は分娩後300日まで空胎のままである。
- 50％の牛は分娩後35～60日の間に潜在性子宮内膜炎になる。

れた治療に関する情報（開始と終了の月日）（表1）。

ケトーシス

ケトーシスは，臨床型，潜在性の両者ともに，牛の受胎能や排卵遅延に密接に関わっているので，来たるべき妊娠に影響を及ぼす。

病因

泌乳期のはじまりから乳生産のピークまで，乳牛は，必然的なボディコンディションの喪失を経験する。その際，βヒドロキシ酪酸（BHB）濃度の増加を伴う。これは，母牛が乳生産に必要なエネルギーを供給するために，自分の貯蔵している脂肪を動員しなければならないために起こり，結果として全体的に負のエネルギーバランス（NEB）となる。同時に，母牛はある程度の低血糖（インスリン濃度は泌乳のはじまりでは特に低い）を経験している。臨床型ケトーシスは，この状況が長く続いたり，あるいは，分娩したばかりの母牛の乳生産や体の維持に必要なエネルギーや栄養を供給するために乾物摂取量が急速に増加するのを，他の状況によって妨げられた時に発生する。

病態

ケトーシスの病態は，生化学的に説明される（図10）。肝臓において，脂質（中性脂肪）の代謝は３つの経路を経由して行われている。

1. 貯蔵された脂肪の動員によって非エステル型脂肪酸（NEFA）が集積する。これは，肝臓の脂肪化の引き金となる。
2. 中性脂肪は酸化され，中間物質（アセチルCoA）となる。これは，オキザロ酢酸存在下では非常に効率的に酸化され，エネルギーと二酸化炭素が生じる。一方，オキザロ酢酸がないとBHB（主なケトン体）が生成される。
3. 肝臓の中性脂肪がエステル化されれば，それらは，超低比重リポタンパク質（VLDLs）として分泌される。

２と３の経路は生理的であり，それ自体，疾病を誘導するものではないが，経路に必要となる前駆物質の利用の可能性によって制限を受ける。２と３の経路を不活化すると，結果的に１の経路が活性化され，ケトーシスのリスクは高まる。

ケトーシス予防の対策として：

- 体脂肪の動員をより少なくすること。
- 脂肪を燃焼する経路の効率化と不可欠な前駆物質の利用性を最大化すること。

要するに，牛の貯蔵組織からの脂肪動員によって生成された中性脂肪にとって，肝臓は漏斗のような役割を果たしている。脂肪酸（中性脂肪）の代謝を媒介する生理的な経路では，酸化やエステル化，二酸化炭素やエネルギーの産生，あるいはVLDLsが関連し合っている。しかしながら，これらの経路は，必要とされる前駆物質の利用可能性によって制限されている。したがって，それらの前駆物質が枯渇した時は，病的な経路が活性化されてくる。すなわち，中毒性の物質（ケトン体）が生じたり，あるいは肝臓において中性脂肪

表1 分娩後のモニタリングシート

最近分娩した牛のモニタリング							
耳標＝ 正常分娩？＝	L（泌乳 No./ 産次数）＝	RP（胎盤停滞）＝		BCS（ボディコンディションスコア）＝			
分娩日＝ 乾乳日数＝	9カ月の妊娠期間を超えた日数＝±275日 分娩間隔＝			乾乳期間 OK ？＝			
農場＝							
日	検査と治療	搾乳	体温	乳量	計	他の測定値	
1日目		AM				BHB	
						BCS	
		PM				pH	
2日目		AM				BHB	
						BCS	
		PM				pH	
3日目		AM				BHB	
						BCS	
		PM				pH	
4日目		AM				K	
						BCS	
		PM				pH	
5日目		AM				BHB	
						BCS	
		PM				pH	
6日目		AM				K	
						BCS	
		PM				pH	
7日目		AM				BHB	
						BCS	
		PM				pH	
8日目		AM				BHB	
						BCS	
		PM				pH	
9日目		AM				BHB	
						BCS	
		PM				pH	
治療休薬 月日							

図10　分娩時における肝臓の脂肪酸代謝経路

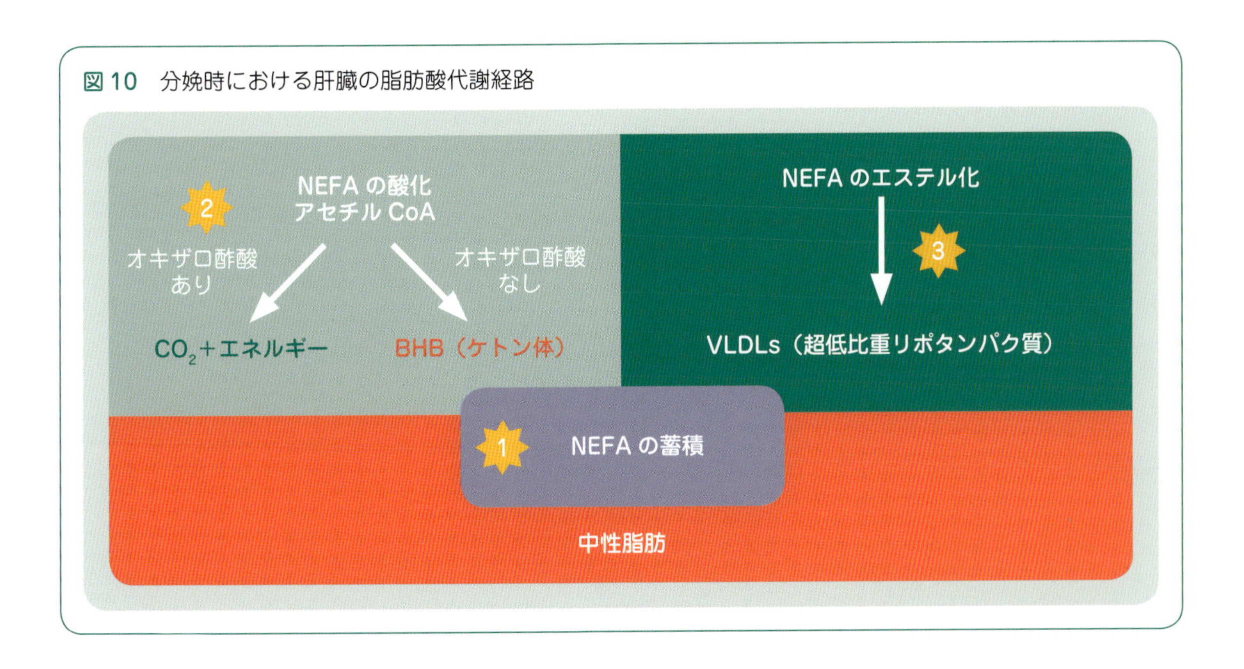

図11　蓄積脂肪からの動員によって産生された中性脂肪が代謝される際の肝臓の漏斗効果

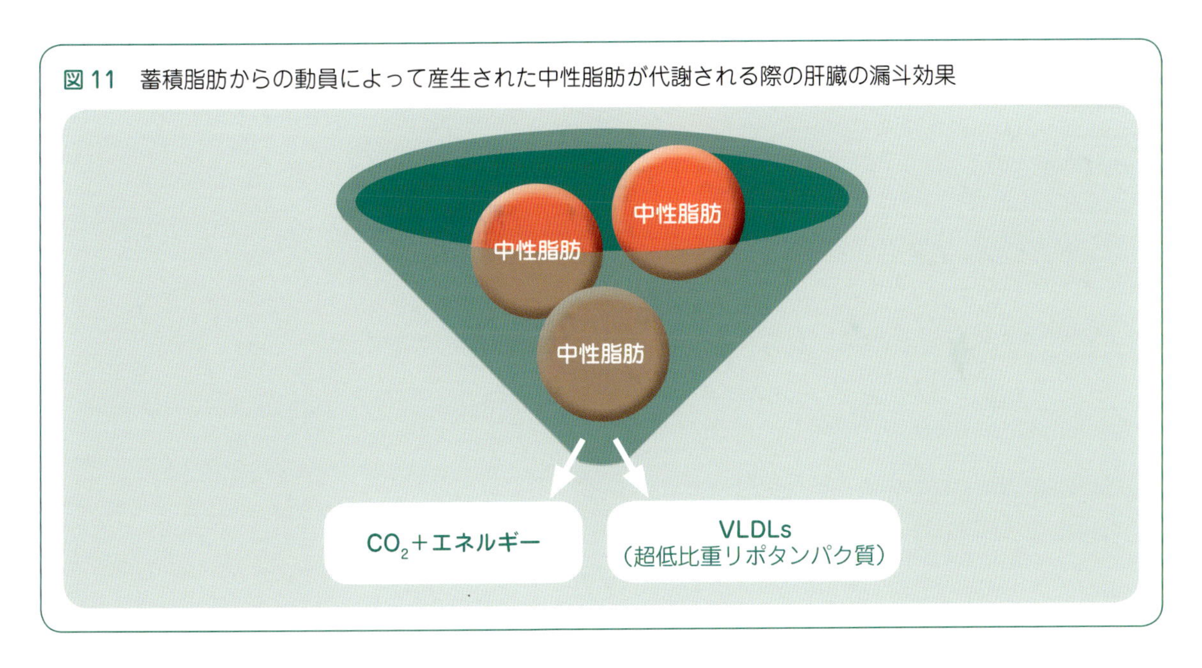

の蓄積が誘導され，さらに蓄積脂肪からの動員が促進されたりする（図11）。

臨床所見

原発性の臨床型ケトーシスの主要な所見は，食欲の喪失と乳生産の低下である。ケトーシスが継発性の場合は，原発疾病（例：跛行，LDA，子宮炎）に起因する他の症状が観察されるかもしれない。神経性のケトーシスはかなり珍しく，容易に識別できる。潜在性ケトーシスは NEB に密接に関連している。泌乳の初期の段階において，乳生産に必要とされる高いエネルギー要求に対して，栄養摂取が不十分の状態である。ピーク乳量に達する時間は将来の泌乳曲線や総乳生産量を決定付ける。

潜在性ケトーシスは，他の疾病（LDA，乳房炎，空胎日数の延長）の発生に関与し，次期の繁殖サイクルの遅延も加わり，農場に重大な経済的影響を及ぼす。

診断

ケトーシスは特徴的な臨床所見（食欲の喪失，乳生産の低下）や尿，乳あるいは血液中のケトン体を検出することによって診断される。

農場において，潜在性ケトーシスの発生割合を把握すること，そして個々の牛の NEB をモニタリングすることは重要である：

- 分娩前 **NEFA 濃度**の分析結果から，個々の牛と群全体のケトーシスや NEB の程度について予測することができる。

> **理想として：**
> **NEFA は分娩前の 14 日間は 0.3 mEq/L>であるべきである。**

- 分娩後の **NEFA または BHB あるいは両者 2 項目の**分析の結果は，ケトーシスや NEB の程度の予測指標となる。

> **理想として：**
> **NEFA<0.7 mEq/L**
> **分娩後 14 日間**
> **BHB<1.2～1.4 mmol/L**
> **分娩後 14 日間**

これらの検査は，常に的確な時期，分析サンプルの適正な保存と量に気を付けながら，臨床所見を考慮して実施すべきである。分析後に得られた結果は，飼料あるいは管理または両者を変える必要があるかどうかを考える指針となる。

もしも，分娩前に推奨値よりも高い値が得られたならば，獣医師は乾乳，分娩，分娩後の管理に使用されているプロトコールを見直すべきである。また，分娩後にのみ推奨値よりも高い値が得られたならば，獣医師は分娩と分娩後の管理に焦点を当てるべきである。

治療

ケトーシスの治療にはグルコースの静脈投与が行われる。その目的は，できるだけ早く食欲不振を改善することと，生理的な脂質代謝経路を再賦活化するために必要な前駆物質を供給することにある。治療は，牛が十分に食欲を回復し，かつ最後の静脈投与後，少なくとも 3 日間は尿のケトン体のレベルが正常となるまで継続するべきである。最終的には，その牛の食欲と乳生産レベルの両者をしっかりと回復させる必要がある。静脈投与を終了した後の処置として，著者らは，グルコースの前駆物質（プロピレングリコール）の経口投与を推奨する。

グルコースの静脈投与は，量，濃度，回数を変えることができる。通常，12 あるいは 24 時間おきに投与され，アミノ酸，カルシウム，コルチコステロイド，ビタミンが混合されたり，あるいは，胆汁排泄促進薬または胆汁排泄促進物質（例：メンブトン，フェノキシメチルプロピオン酸）が混合されたりする。

継発性ケトーシスの場合，原発疾病の予後を評価することや，必要であればそれを治療することが不可欠である。

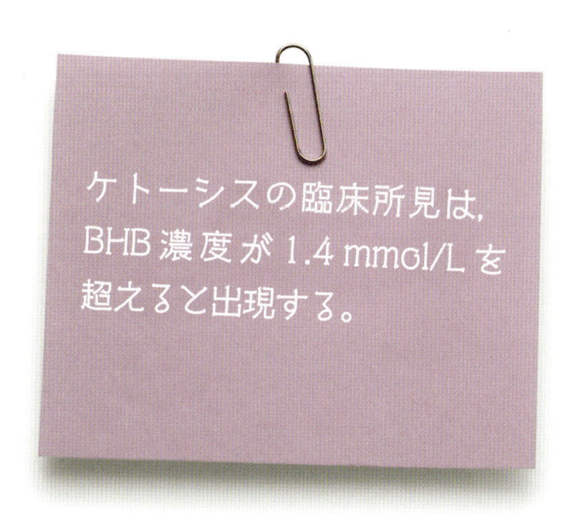

予防

ケトーシスの予防において，肝臓における NEFA 代謝の経路に照準を合わせることが重要である。

1. NEFA の肝臓への動員を緩和する

- 十分な採食量を維持するために牛を快適な状態におく（この時期に採食が減少しているかもしれない）。牛が十分な質の飼料を毎日取れるように配慮する。
- 農場の乳生産レベルにあったエネルギーを有する飼料を供給する。
- プロピオン酸カルシウム，プロピレングリコールまたはグリセロールをサプリメントで給与する。
- ニコチンアミドまたはニコチン酸を投与して脂質動員を防ぐ。

2. 肝臓における NEFA の酸化を高める

- 飼料中のアミノ酸（メチオニン，リジン）を高める。これらは，脂肪酸の酸化や NEFA の代謝に重要なカルニチンの合成において基質として作用する。
- 経口的にオキザロ酢酸の前駆物質（例：プロピオン酸カルシウム）を投与すること。オキザロ酢酸が存在している場合，NEFA は十分に酸化され，二酸化炭素とエネルギーが産生される。しかし，オキザロ酢酸が枯渇している場合，その酸化は進展せず，結果として中毒性の物質（例：ケトン体）が生成される。

3. VLDLs として脂肪の排出を促進する

- 脂肪酸のエステル化はホスファチジルコリン（酵素）に依存している。この酵素の合成にはメチオニンやコリンのようなアミノ酸が必要である。牛に給与される飼料は，メチオニンやコリンを十分に含むべきである。それは，ホスファチジルコリンの生産を直接増進するためである。これらの物質は，ルーメンでの変性を防止するために保護コーティングをして投与するべきである。

第四胃左方変位

第四胃左方変位（LDA）は，分娩後の牛において最も重要な継発性の疾病である。食欲を減退させるような飼養管理上の変化やあるいは疾病は数時間のうちに LDA を招来し得る。

病態

子牛の娩出によって腹腔内部に大きなスペースが空くことによって，分娩後に LDA のリスクは増加する。この時期には，乾物摂取量も減少する。同時に発生する疾病の潜在的な意義もまたよく考えなければならない。すなわち，低カルシウム血症による平滑筋のアトニーや無気力状態，摂食の低下（主に子宮炎とケトーシス），乳房炎，跛行，双胎分娩のような要因によるストレスに起因する食欲低下について検討すべきである（図14）。

LDA は乾乳牛にも発生する。このようなケー

静脈内投与

初産牛の乳静脈は経産牛よりもはっきりせず見えづらい。それは，多くの泌乳による負荷を乳静脈がまだ経験していないからである。このことは，**乳静脈**からの投与を妨げることになるかもしれない。すなわち，繰り返しの投与が必要な場合あるいは大量の輸液が必要な場合には問題となる可能性がある。

静脈に刺入する前に周辺は消毒するべきである。消毒をすることによって血管がより見やすくなる効果もある。通常，血液が流れる方向に針を挿入する。それは，薬剤が血流に容易に入るようにするためであり，薬剤の逆流あるいは溢出を防ぐためでもある（図 12）。

40〜50％のグルコース液の溢出は非常に刺激性が強いので，静脈炎を起こす可能性がある。これは，多くの症例において原発疾患となり得る（図 13）。

頚静脈は静脈による薬剤投与のもう 1 つの経路であるが，その際，牛を適正に保定し，針を血流の方向に刺入することに注意しなければならない。

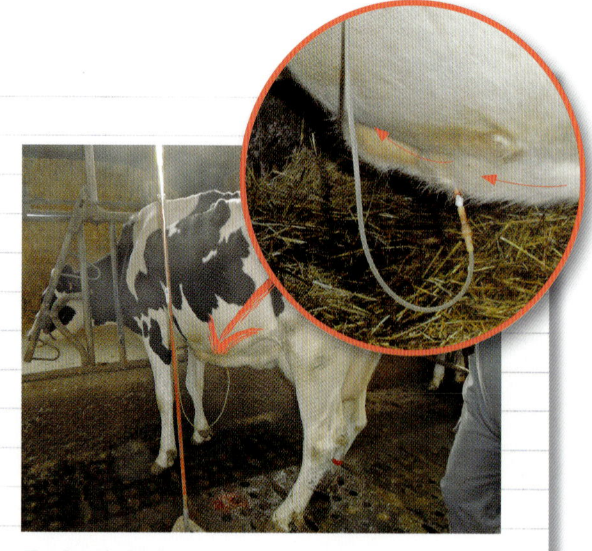

図 12　静脈注射の際には，薬剤の逆流を防止するために，針を血流の方向に刺入すべきである。

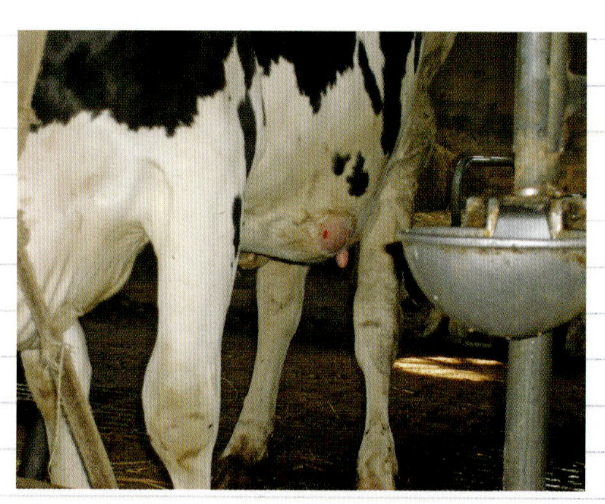

図 13　50％のグルコース液の溢出による乳静脈の静脈炎。

スの場合，LDA は通常，飼料給与の失宜または歩行運動体系の変化によって引き起こされる。特に，問題の疾病による食欲の低下に加えて，長い期間，右腹を下にして横にならなければならないような場合である。

第四胃は腹腔の腹側に位置している。上述したいずれの原因も第四胃の位置を左の方向に移動させる引き金となり得る。第四胃内のガスの存在は，さらにこの変位を悪化させ，左腹壁に沿って，第四胃を上にあげ，ルーメンの中間で，かつ脾臓や肋骨弓の側面に位置させる。牛が採食を止める場合は，第四胃の大きさはガスの集積によりルーメンの大きさを超えるかもしれない。

臨床所見

LDAの臨床所見は，この疾病の引き金とされる前述の疾病と同様である。所見としては，LDAを引き起こす原発疾病の特異的な症状に加えて，無気力，乳生産の急激な低下，継発性ケトーシス（LDAの引き金かもしれない）が挙げられる。

なかには，飼料をよく食べる時期とまったく食欲のない時期が互い違いに起こる症例もある。集積したガスによって，飼料をよく食べる期間（比較的に正常な消化機能が果たせていると考えられる）は短縮する。しかしながら，この継続的な食欲の変化によって招来されるケトーシスは継続するので，他の疾病の発生を促進することになる。

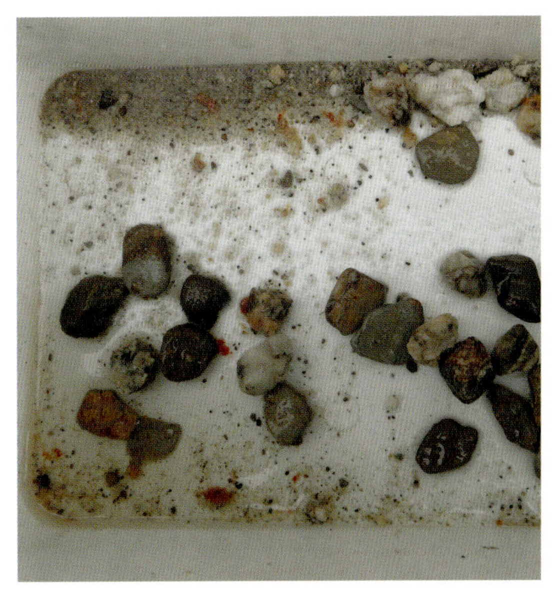

図14　周産期の多くの疾患によってLDAを引き起こす可能性があるが，他の原因によってもこの疾病が引き起こされる可能性がある。
この症例では，給餌の際に牛が石を飲み込み，幽門の閉塞とLDAを引き起こした。

診断

LDAは，腹部における第四胃部分の聴診と打診や震盪を組み合わせることによって容易に診断することができる。通常，最終的な診断を得るための試験的開腹は行わない。

LDAでは，第四胃が背側に位置しているためかなりの圧迫を受けているが，場合によっては第四胃が腹側に位置していることがある。この状態を確認するため，あるいは排除するための開腹術はめったに必要としない。

治療

LDAの症例の95%が外科手術を受けることを考えると，最初から手術を計画しておくことを著者らは推奨する。ケトーシスや低カルシウム血症のようなもう1つの明確な疾病がある場合，原発疾病に対して保存療法を最初に開始するべきである。すなわち，余裕をみて手術の約24時間前に実施するべきである。

明らかに他の疾病によって引き起こされたLDAの場合は，第四胃の位置を正常に戻すために牛をローリングさせる方法によって整復することがある。適当な症例に対するこの保存療法の成功率は10〜15%（再発なし）である。

ローリング法

ローリング法を開始する前に，LDA罹患牛を落ち着かせて，右膁部が下になるような状態に配置する。次に，前肢と後肢をロープで縛り，牛が仰向けになるように配置する。この状態で，優しく，牛を左から右へ振り動かす。その際，腹部をマッサージしながら実施する。

この操作によって，第四胃は腹部の左側から上方の正中部分に移動し，最終的には右側に位置する。場合によっては，牛がうずくまっている際にトラクターまたはショベルカーを用いて，その位置を変えるために牛を動かすことがある。第四胃が（腹部の右側に）正しく整復されたのを聴診によって確認した後は，左膁部を下にするように配置する。それから，足のロープをほどき，牛が起立した時点で，再度，聴診／打診により第四胃の位置を確認する。

ローリング法を行う前に，LDAの原因となった原発疾病の治療を実施することは不可欠である。もし，ローリングした24時間後に第四胃が生理的に正常な位置に存在しているならば，その原発疾病の治療を継続し，モニタリングするべきである。もし，LDAが再発してその牛を安楽死させない場合，外科的な治療法を試みるべきである。

手術

LDAは3つの外科的なアプローチによって解決することができる：

- ■傍正中からのアプローチ
- ■右膁部からのアプローチ
- ■左膁部からのアプローチ

傍正中からのアプローチ

このアプローチは全身麻酔と局所麻酔が必要である。LDA罹患牛を右の膁部が下になるように配置し，前肢と後肢をロープで縛って保定する。それから，牛の腹部を手術するのに都合のよい位置になるように，仰向けに近い状態に固定する。正常では，牛を仰向けにすることによって，第四胃が生理的に正しい位置に戻る（ローリング法の手順同様）。牛の頭部は獣医師の左側とすべきである。

切開は，剣状突起の後方に約15㎝，白線に並行して5〜10㎝右側とする。開腹後，もし必要である場合は，集積したガスを抜くために第四胃に針を穿刺する。これによって第四胃が扱いやすくなる。次に，獣医師は第四胃の大弯，大網，第四胃壁の位置を確認し，第三胃にマッサージを施す。

手術上の手技は，症例の状況によって変える。すなわち，大網が腹膜や筋肉壁に密着しているかもしれないし，大網が腹膜と互い違いになっているかもしれない。そのような場合は第四胃には非穿孔的な縫合を使用しなければならないことがある。状況によって連続結紮あるいは単結紮を選択しなければならない。最終的に，筋層と皮膚を閉じる。手術終了後，牛は清潔で隔離された場所で管理するべきである。また，術創や牛の回復はしっかりとモニタリングするべきである。

傍正中からのアプローチは，第四胃を自然な位置に固定することで，その後の再発もめったにないので，安全な方法と言える。この方法の欠点は，手術に時間を要し面倒な点，そして補助者や牛を保定するのに適当な場所を確保しなければならない点である。

右膁部からのアプローチ

このアプローチには局所麻酔が必要である。すなわち逆Lブロックあるいは近位または遠位の傍脊椎ブロックを用いる。麻酔方法の選択は，手術を担当する獣医師の好みによるが，麻酔薬投与に影響する牛の特別な状態（例えば，過度な肥満）にもよる。切開は，右膁部において，最後肋骨の尾側約10㎝の部分に行う。腹部に到達した段階で診断の正当性を検証し，癒着があるかどうかを確認する。腹水もフィブリンがあるかどうかを検査すべきである。フィブリンが確認された場合，腹部の他の疾患あるいは第四胃の損傷を考えなければならない。第四胃の整復に別のアプローチも使用可能である。

著者らは，左膁部の位置を突き止めるため，手を腹部底に沿ってスライドさせ，白線を越えて左側壁を上方に向かわせることを推奨する。壁側腹

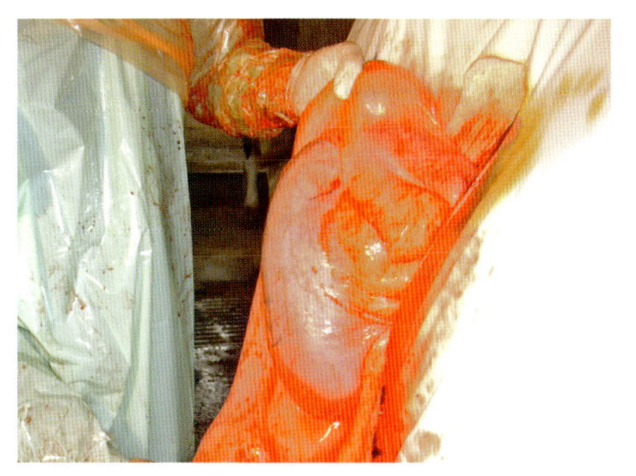
図15 右膁部からのアプローチの時の第四胃。縫合糸をかけるのに最も適した部位は，獣医師の親指が接している所である。

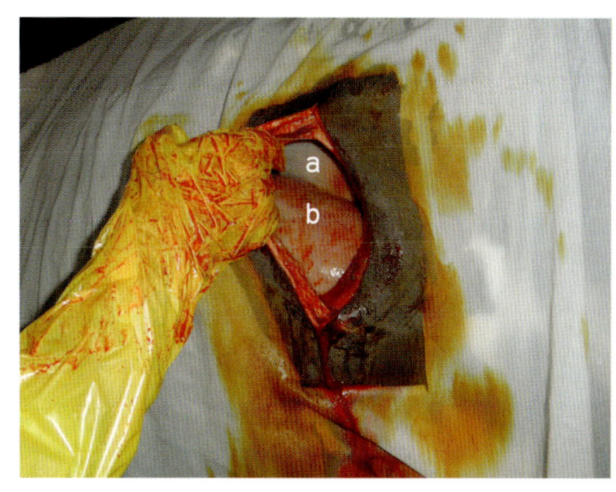

図16 LDAにおける左膁部からのアプローチ。
a：ルーメン，b：第四胃

膜との接触は常に維持すべきである。もし，獣医師によるこのような手順をルーメンが妨害する場合は，ルーメンを後ろに下げるようにする。左膁部の腹壁を触診しながら，前腕を上方に持ってきて，第四胃の上に位置するようにする。そして，第四胃を優しく手と前腕で押し下げる。第四胃が腹側に位置している時は，白線を越えて右側に移動させる。最後のステップとして，第四胃を切開部の方に持ち上げてきて，マッサージをする。次に，幽門部の位置を探し当てなければならないが，解剖学的構造から見極めるよい方法として外面に現れる大網部分を探すとよい（これは容易に実行できる）。そして，あまり血管系のない大網部分を結紮部として選択する（図15）。

第四胃を固定する際の最適な部位が定まった後は，使用する外科手技を選択しなければならないが，これは，術者や症例の特徴によって変わってくる。選択した方法にかかわらず，それが大網単独での固定であっても，筋肉組織部分と一緒に縫合する固定のいずれであっても，第四胃は腹壁に固定する。それから，切開部を層ごとに閉じ，空気は腹腔から排除する。そのためには，術者が各層や腹膜を縫合している間，補助者が左側から腹部を押すと効果的である。空気の侵入口ができないように縫合すべきである。最終的に筋肉，皮下，皮膚の各層を縫合する。

左膁部からのアプローチ

麻酔の手順や外科的切開および閉鎖に関しては，右膁部からのアプローチと同様である。術野である左膁部や白線と平行な腹部の領域については，準備として剃毛，消毒をしなければならない。

一般的に，第四胃は左膁部の切開部位から確認できる（図16）。癒着がないことを確認して，第四胃の大弯に相当する大網部の位置を探し当てる。ここに，カットグット（天然素材の縫合糸）あるいはポリアミド（USP 4または6）の約150 cmの縫合糸を通して，第四胃の固定に利用する。縫合糸は頭側と尾側に同じ長さを残すようにする（図17）。それから，縫合糸の両端を白線に平行に右側5～10 cmで剣状突起から尾側に向かって5～10 cmの外表部位に通すようにする。

手で第四胃を下げて，ガスを抜いた後に，頭側の糸をGerlach針に通し（図18），第四胃を腹側の頭部側に下ろして固定していく（参照：7章ケース3，p116）。左膁部からのアプローチの利

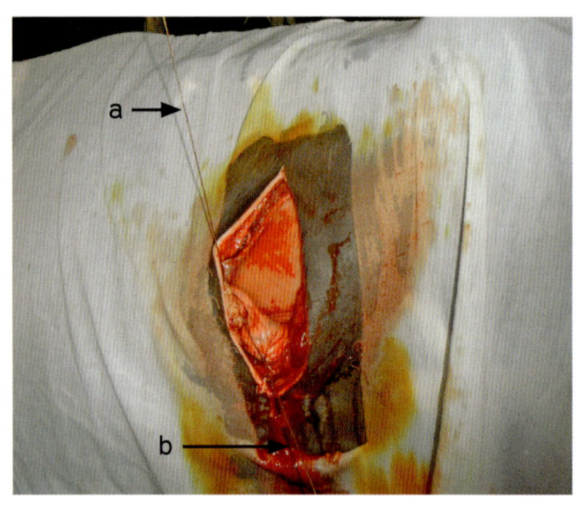

図17　左膁部からのアプローチにおいて，第四胃を腹壁に固定する際に大網の血管系の少ない部分を利用する。縫合糸の端 a：頭側　b：尾側。各側の縫合糸は Gerlach 針に通されて，第四胃の固定に使用される。

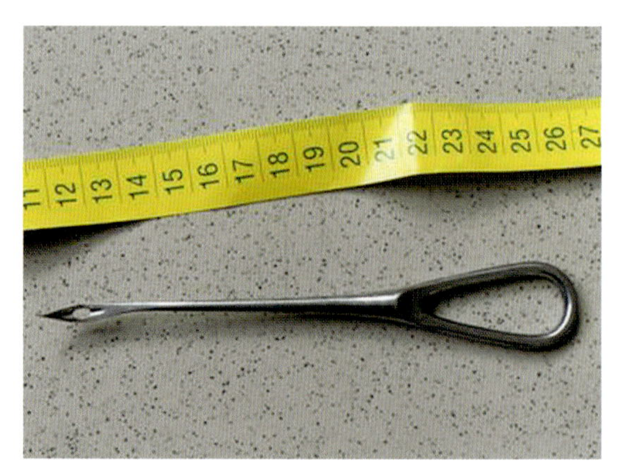

図18　Gerlach 針

起こり得る問題

LDA の整復の前に，大量のガスの貯留が確認されたならば，そのガスを抜くために，針にチューブを装着して，第四胃に刺入する。その際，第四胃の位置が変わってくるので針とチューブも一緒に動かすようにする。右膁部からのアプローチで記述されているように，この手技を継続する。場合によっては，非常に複雑になることがある。例えば，牛が手術の前に絶食させられていない場合，腹腔内はルーメン内容によって特に拡張しているだろう。LDA 罹患牛は食欲において自発的な一過性の変化を示すことを覚えておく必要がある。

点としては，第四胃を腹壁に接着させることができること，LDA がめったに再発しないことである。唯一の欠点としては，Gerlach 針から糸を外す時に補助者が必要になることである。また，事前に牛を絶食させていない場合，この方法は非常に難しくなることがある。

薬物療法とモニタリング

選択された外科的アプローチにかかわらず，3〜4 日間の抗生物質や NSAID による術後の薬物治療が必要とされる。

最近手術を受けた牛に対して，炎症所見あるいは外科的創傷からの合併症（参照：7 章 ケース 3，p116）をしっかりとモニタリングする必要がある。給餌面についても，術後の採食量の増加をモニタリングすべきである。牛には，最初に良質な乾草を含んだ飼料を与え，それから徐々に搾乳用の飼料に移行すべきである。

乳房炎

乳房炎は，農場や加工産業の両者に対して，他の疾病よりも大きな経済損失を引き起こす。牛を

Gerlach 針の手順

第四胃の位置を整えた後，切開部位の外に保っていた頭側の縫合糸の端を Gerlach 針に通す。最初の刺入の際には補助者の助けが必要となる。すなわち，鉗子のような鈍性の器具を使用して，体の外側から上方に向かって，刺入すべき正しい部位を指し示す。第四胃のしかるべき位置を定めた後，Gerlach 針を体外へと刺入し，針から縫合糸を外す。この縫合糸は第四胃を腹壁に接着する時に使用する。獣医師は，注意して針を移動させ，もう一方の腹側の縫合糸に対しても同様の手技を繰り返す。体の外側に出された頭側と尾側の縫合糸を適度に調整した後，大網と腹膜の間に何も挟まっていないことを確認する。最終的に2つの縫合糸を結紮する。その際，糸は長めに残し（約10㎝），7～12日後に外す。

BCSが高い牛では，第四胃や大網の重さや容積が増加しているので，扱いがより難しくなる。
BCSの低い牛では，大網の組織も希薄で再発の可能性が考えられるが，外科措置は容易である。

診療する獣医師に課せられた仕事の1つとして，乳生産における農場のコスト削減が挙げられる。したがって，乳房炎予防は特に重要である。

農場において良質な乳や優良な収益を得るために，乳質管理システムのなかに重要管理点（CCP）や自主管理システムが含まれている。これらのシステムが，生産過程や最終生産物の制御にとって最も相応しい体制であるように，定期的に検査される。

しかしながら，当該農場の乳房炎履歴のデータがない場合，正確に問題を評価したり，乳房炎のリスク要因を排除したり，乳房炎牛に対する治療あるいは廃用に関して正しい決定を下すことは，困難である。

本項では，著者らの乳房炎における経験を記述する。スペインのサンティアゴ・デ・コンポステーラ大学との共同研究の結果のなかで，同大学の農林工学学科において，カンタブリア沿岸の農家における乳房炎のコストが評価されたので，その結果を紹介する。

乳房炎のコスト評価

この研究のタイトルは“酪農場における乳房炎のコスト評価”（Angel Castro, Maria Matilde Hernandez and Jose Manuel Pereira）であり，目的は，5つの酪農場において乳房炎に関連するコストを評価することであった。乳生産代金における損失について，感染，治療，乳廃棄の3つのパラメーターを用いた。この評価には労働費あるいは医療費は含まれなかった。

データの編集

この研究に使用されたデータは2008年1月～

表2　牛1頭当たりおよび乳房炎の1症例当たりの乳廃棄による損失

農場	1	2	3	4	5	平均
乳房炎の1症例当たり損失						
1症例当たりの廃棄乳量（kg）	220	214.9	198.5	226.6	299.1	**231.8**
損失額（ユーロ）/症例	74.5	73.8	69.4	77.6	105.5	**80.2**
牛1頭当たりの損失（牛群のすべての牛を対象に算出，乳房炎に罹患している牛，してない牛すべて含む）						
牛1頭当たりの年間の廃棄乳量（kg）	72.9	449.5	69.7	344.8	207	**228.8**
損失額（ユーロ）/牛/年	25.9	161.6	24.5	124.9	75.5	**82.5**

＊損失額は研究が実施された2008～2009年の間の乳代に基づいて算出された。

2009年4月の間に収集された。著者らは，乳生産や体細胞数（SCC）に関係する様々なデータを用いた。生産量やSCCは，月に1回個々の牛についてモニタリングした。SCCは対数変換（0～9）あるいはリニアスコアにて評価した。こうすることによって正規分布のデータとなり，計算や統計処理を容易に実施することができた。結果の値としては，SCC/牛/月として表し，生産損失/牛/日の予想に利用した。

一般的に農場での乳房炎の治療記録は維持されていないが，この研究の対象農場では，それらのデータは確保されていた。次のパラメーターについてデータシートに入力して，記録した。

- ■牛の番号あるいは名前
- ■罹患分房（もし可能ならば）
- ■治療期間中の搾乳回数
- ■廃棄となった乳の搾乳回数
- ■治療の理由
- ■薬物療法
- ■治療開始と終了の日時および各々投与された薬剤の用量

この情報は各牛の乳生産データとSCCデータの補完するデータとなった。これらすべてのデータを維持することは非常に重要であるが，大多数の農場では，めったに実施されていない。

研究結果

この研究において，乳房炎から生じたコストに関するデータは，2008年および2009年の最初の四半期に調査された。一方，牛当たりのコストに関するデータは，2008年のみで収集された。研究の後半では，泌乳牛当たりの想定されるコストを検討した。乳房炎のコストは農場において乳房炎に罹患している牛だけでなく，すべての頭数で除して算出された。

廃棄乳による損害

表2は，治療によって出荷できなくなった乳から牛1頭当たりおよび乳房炎の1症例当たりの損失額を示している。

- ■乳房炎によって廃棄された乳量は乳房炎の1症例当たり198.5～299 kgの範囲（平均231.8 kg）であった。平均損失額としては1症例当たり80ユーロ*（範囲：69.4～105.5ユーロ）であった。
- ■各農場における泌乳牛1頭当たりの廃棄乳量の平均は，228.8 kg/牛/年であり，平均損失額は82.5ユーロ/牛/年（範囲：24.5～161.6

表 3　牛 1 頭当たりおよび乳房炎の 1 症例当たりの治療コスト

農場	1	2	3	4	5	平均
乳房炎の 1 症例当たり損失						
損失額（ユーロ）/ 症例	156.2	86.8	75.8	172.5	90.1	**116.3**
牛 1 頭当たりの損失						
損失額（ユーロ）/ 牛 / 年	28.3	74.5	13	36.6	34.6	**37.4**

表 4　潜在性乳房炎による牛 1 頭当たりの乳生産量の損失

農場	1	2	3	4	5	平均
牛 1 頭当たりの損失						
牛 1 頭当たりの年間の廃棄乳量（kg）	299	249.3	295.5	266.4	265.4	**275.1**
損失額（ユーロ）/ 牛 / 年	110.5	91.3	108.7	97.6	98.1	**101.2**

ユーロ）であった。

治療によるコスト

表 3 は乳房炎の 1 症例当たりおよび牛 1 頭当たりの治療コストを示している。

- 1 症例当たりの平均コストは 116.3 ユーロ（範囲：75.8～172.5）であった。
- 平均コストは，37.4 ユーロ / 牛 / 年（範囲：13～74.5 ユーロ）であった。

生産量の損失による損害

生産量の損失平均は 6 月と 7 月が最も大きくなった。この損失は，牛群のサイズによるが，ひと月当たり 500～4,500 L の範囲で，大きく変化した。

表 4 には潜在性乳房炎による損失乳量から算出された牛 1 頭当たりの年間の損害額が示されている。

平均の生産量損失は 275.1 kg / 牛 / 年であったが，範囲は 249.3～299 kg / 牛 / 年であった。この平均損失額は 101.2 ユーロ / 牛 / 年（範囲：91.3～110.5 ユーロ）であった。

表 4 には，乳房炎の症例における推定損失額は含まれていない。それは，治療において SCC 値に関する有用なデータが得られなかったからである。すなわち，個々の症例において生産量の低下を決定するのに十分なデータとならなかったということである。すべての記録された乳房炎の症例から算出された乳生産量の損害額は，平均で 1 症例当たり 145 ユーロと見積られた。この計算は現実を必ずしも正確に反映しているとはいえないかもしれない。しかし，全牛群のデータから計算された乳量損失であるので，通常，気付かずに治療もされない潜在性乳房炎による損害に対して有用な示唆となる。

結論

研究された 3 つのコスト（乳廃棄，治療，乳生産量の損失）を合計すると，牛 1 頭当たりの年間の平均損失額は 221.1 ユーロとなる。この損失額の 46％が乳生産量の損失（Mintelburg 2007 の報告と一致），37％が乳廃棄，17％が治療である。

図 19　農場における損失額

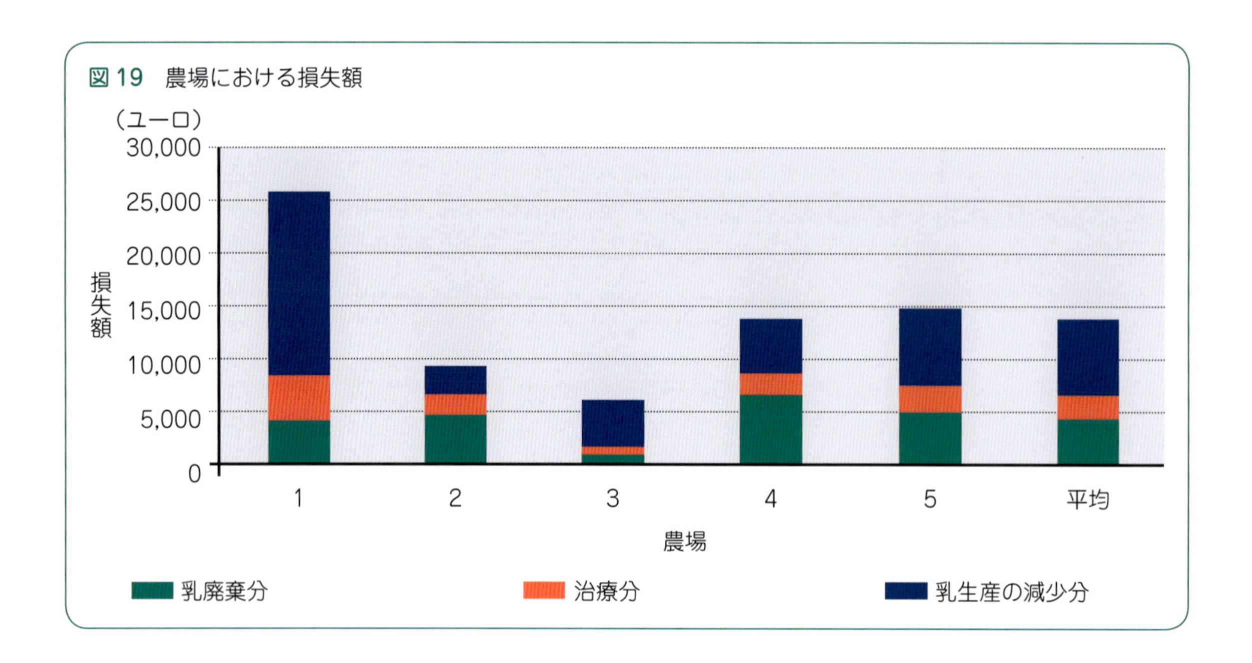

乳房炎の症例における平均損失額は 196 ユーロであった。これは，単に廃棄乳代と治療コストを考慮して計算されたが，治療コストは全体の 59％を占めていた。

最後に，乳房炎に関連した損失額はとても高額となっている。図 19 に 2008 年に調査された農場における損失額をまとめた。各農場における損失額の平均は 13,863 ユーロであった。一方，その範囲は，約 6,000～25,000 ユーロであった。

乳生産量の損失

SCC に関連する乳生産の損失量はリニアスコア（LS）と乳損失量 / 牛 / 日を考慮することによって決定される：

（LS－2）×0.66（kg / 月）

SCC が 200,000 個 /mL を超えているすべての牛が評価された。

6

一般管理

牛の管理は非常に大切なテーマであり，これまで多くの出版物で取り上げられてきた。本章では，周産期に関連した問題に焦点を絞る。なぜなら，この時期は代謝の変化の不均衡を生じることがあるからである。牛の福祉に影響を与えるあらゆる管理は，この不均衡の引き金になり得る。

集団管理

一般的に，以下に示す牛のあらゆる行動において適正な動物福祉を確保，追求することがよい管理であるとされている。

- 給餌
- 給水
- 休息
- 運動

固形飼料

牛には，良質な飼料を十分量供給すべきである。

量

農場では飼料が2日間分準備されているため，天候が暑すぎず，牛が飼料を常に採食できる限りは，大きな問題とはならない（図1）。しかし，飼料に不安定な成分が含まれていた場合，問題が起こることがある。どのような場合でも，単一飼料として給与すると，飼料の嗜好性はたいてい落ちてくる。泌乳初期の乳牛（フレッシュ牛）は給与方法の変化に最も敏感である。

飼料は1日24時間，実際に利用できる状態にすべきである。

もし，ある一定の時間帯に飼料が不足している状態ならば，飼料の給与システムを変えるべきである（図2）。

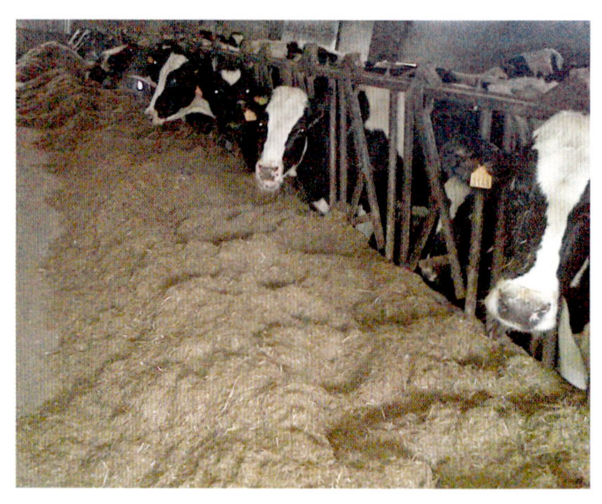

図1　ユニフィード（TMR）システムによって給与された2日間分の飼料。

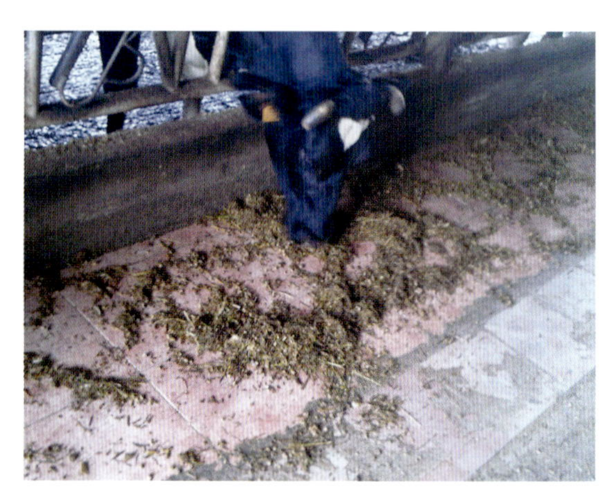

図2　ほとんど飼料が残っていない飼槽。

質

飼料の質を重視するに当たって，飼料の微生物学的かつ栄養学的な側面を考慮すべきである。農場の栄養管理者は牛に適正なバランスのとれた飼料を給与すべきであり，そのためには正しい給与方法を励行すべきである（図3～8）。

固形飼料

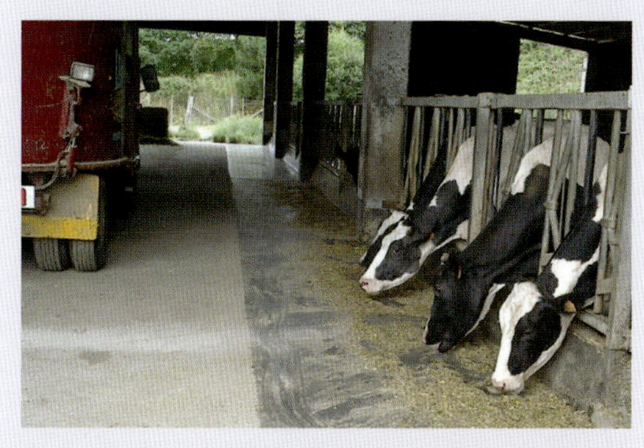

図3　滑らかで，簡単に清掃できる樹脂性の飼槽に飼料が給与されている。

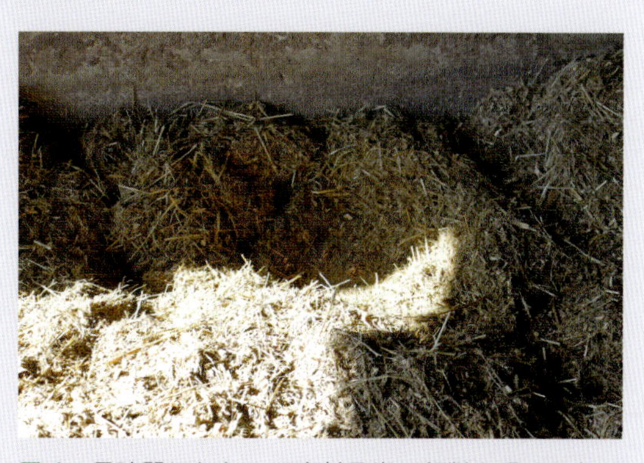

図4　長時間にわたって直射日光に飼料を曝すことは避けるべきである。

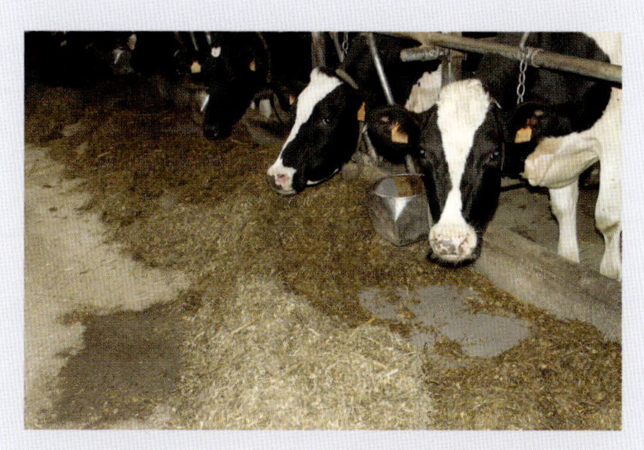

図5　TMRシステムによって飼料を給与した際，牛が食べているかどうかを見極めるのは，個別給与よりも難しい。なぜなら，個別給与の場合，牛が移動しないので，飼料の集積の変化を容易に観察できるからである。この事例では，右から2番目の牛が十分に食べていない。

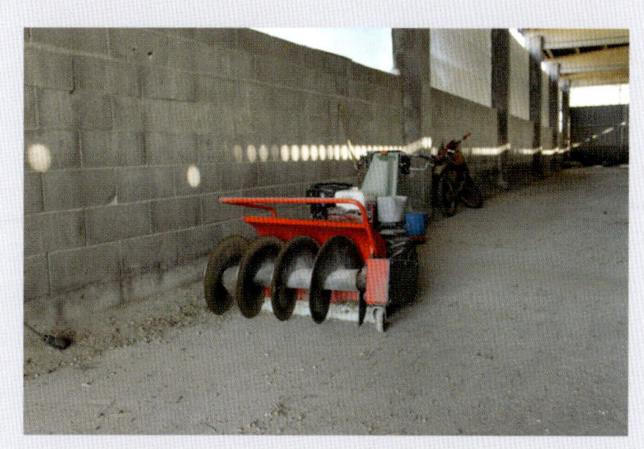

図6　自動飼料押し機。牛が容易に飼料にアクセスできるようにサポートする。

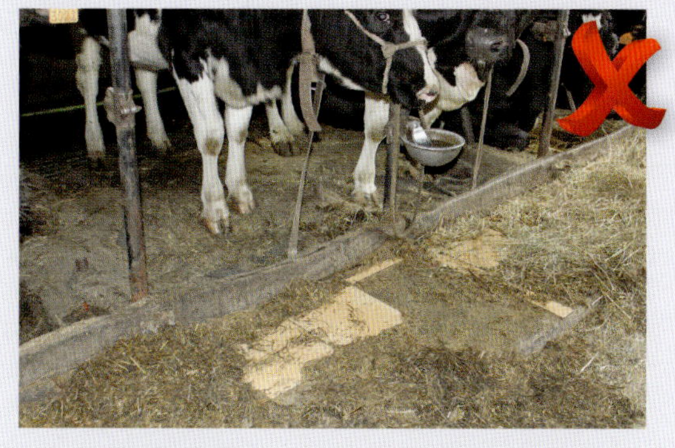

図7　状態が劣悪となっているタイル張りの飼槽。

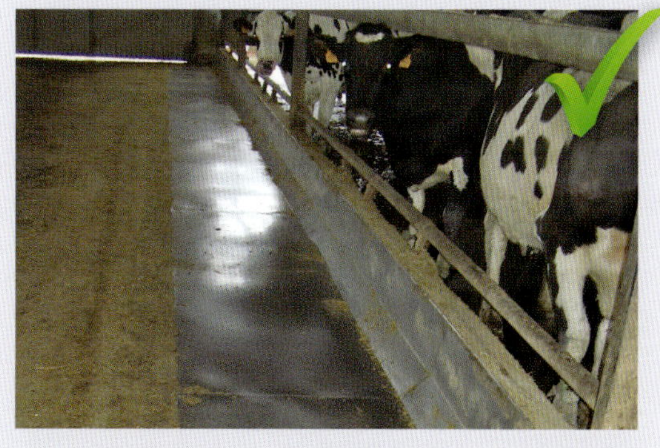

図8　良好な状態で，清掃も簡単にできる合金製の飼槽。

飲水

良質な水を十分量利用できるようにしておくべきである。飲料水は一定の衛生状態を保ち，感覚刺激の条件を満たすようにしなければならないし，常に牛が自由に飲めるようにすべきである（図 9）。塩素のディスペンサーあるいは他の水の浄化機器は，いかなる時も良質な水を確保するうえで大いに推奨される。このタイプの水浄化システムを導入するための投資は，長期にわたって得られる利益と比較するときわめて小さなものである（図 10〜13）。

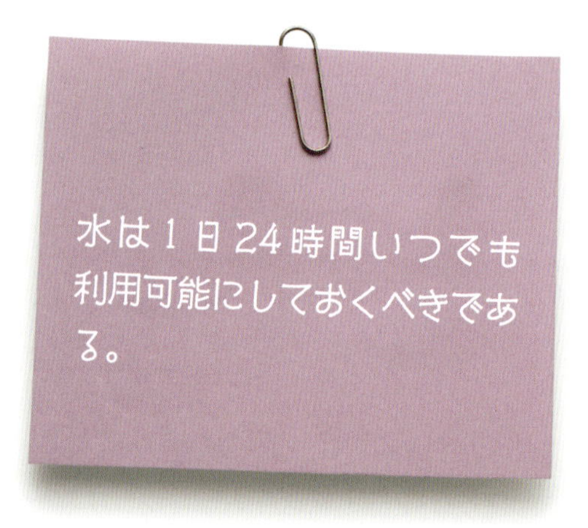

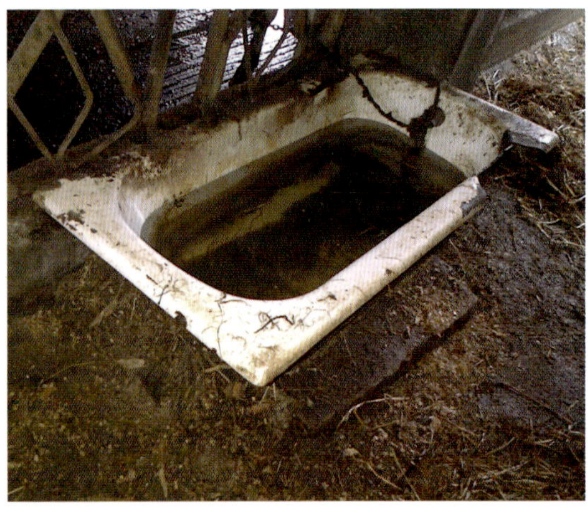

図 9　汚い水槽。水槽の角が尖っており危険性がある。

飲水

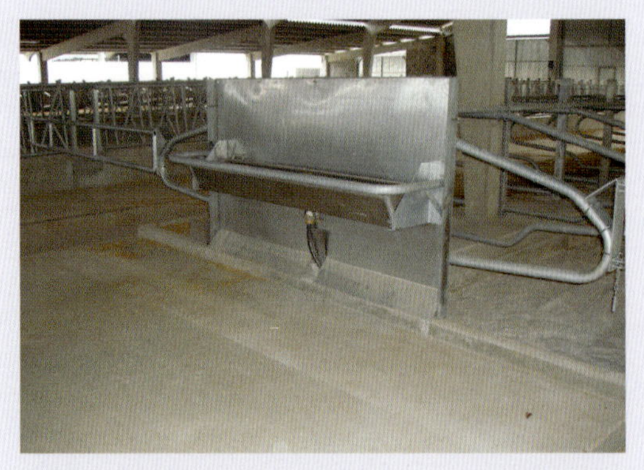

図 10　水槽はアクセスしやすく，十分量の良質な水を供給できなければならない。

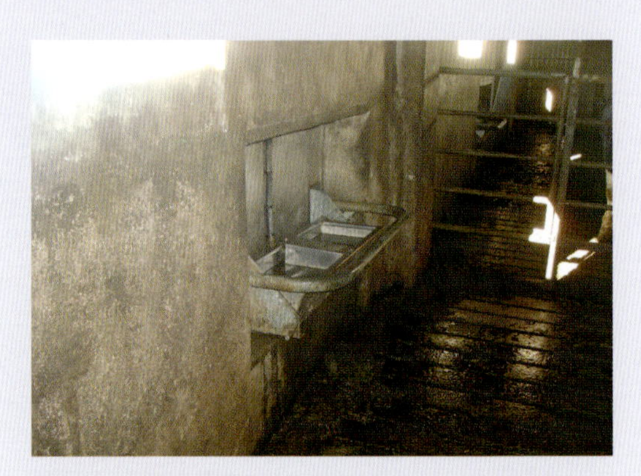

図 11　水槽へのアクセスが容易ではない場合は，少なくとも何かしらの事故が起きないよう対応しておくべきである。

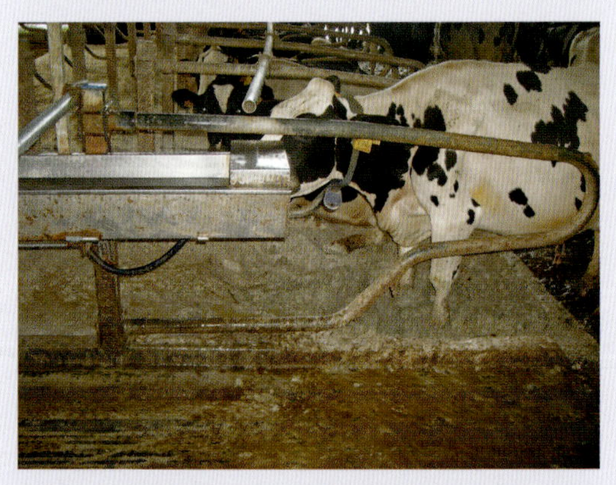

図 12　この事例では，水槽の位置が適切でないため，牛が水を飲むと，水が溢れてストールが水浸しになってしまう。

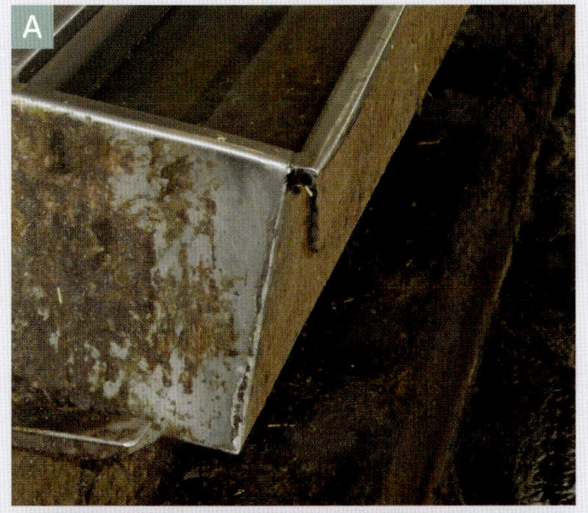
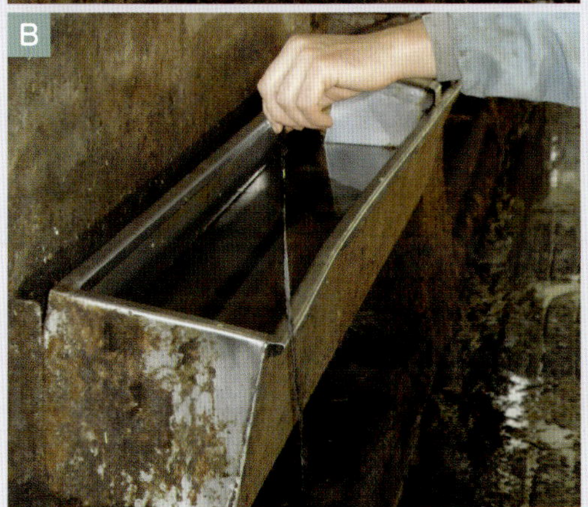
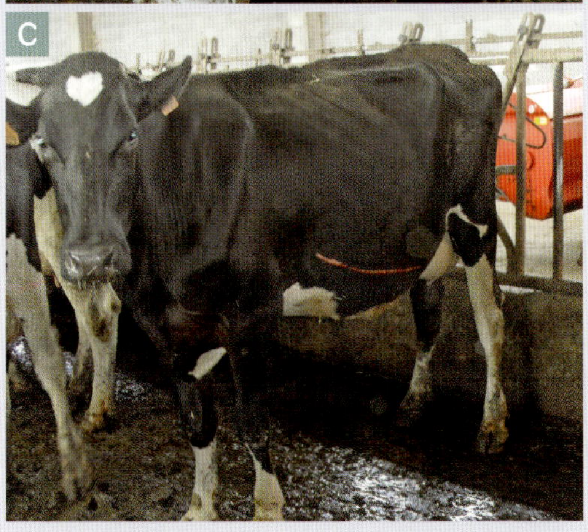

図13　水槽が突出しており不慮の事故となるかもしれない（A）。水槽の縁に牛が引っかかって皮膚に怪我をしかねない（B）。水槽によって負傷している牛に注目（C）。

休息

牛の居住ペースのデザインやレイアウトは動物福祉にとって基本的に重要である（図14）。Neil Andersonは，牛にとって適切な休息を満たせるようにするための5つの最も重要な条件について，その概略を述べている。

- 頚や頭が妨げられることなく，どちらの腹を横にしても横臥できる十分なスペース。
- 起立時（仕切り柵による妨害もなく），左右どちらの側に対しても頭を休ませることができる十分なスペース。
- 牛が横臥し，脚や乳房や尻尾を水平な牛床上で休めることのできる十分なスペース。
- ネックレール，仕切り柵，支柱によって傷付けられることなく起立したり，あるいは横たわったりするのに十分なスペース。
- 清潔で乾燥したベッド。

これらの5つの基本的な必要条件に加えて，以下のストールの占有率に関して推奨される内容も

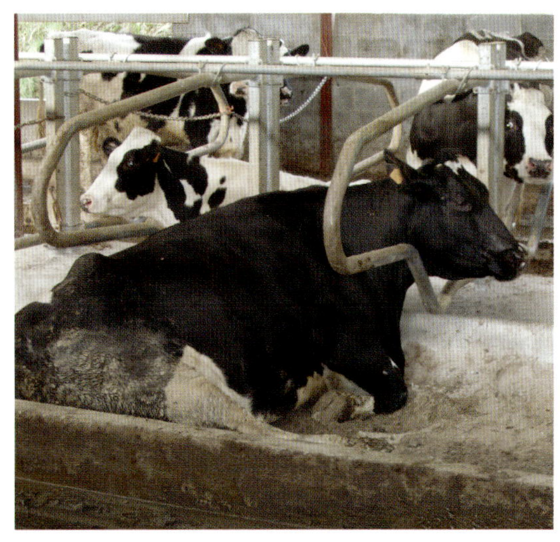

図14　適正に休んでいる牛。ストール内に十分なスペースがあり，牛は頭を左右どちら側にも動かすことができる。

ストールとベッドのタイプ

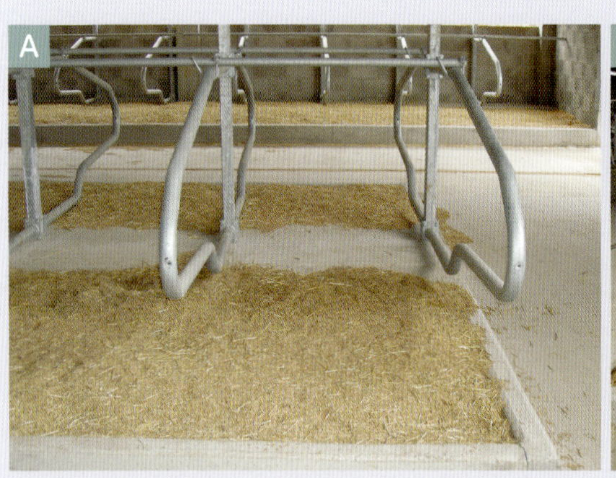

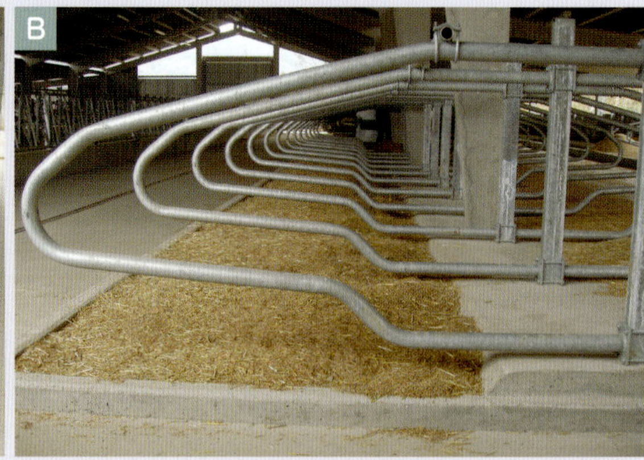

図 15　適切にデザインされたストール。（A）正面，（B）側面。

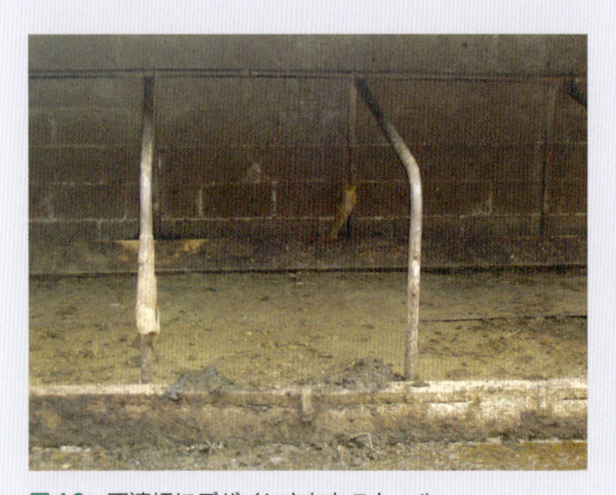

図 16　不適切にデザインされたストール。

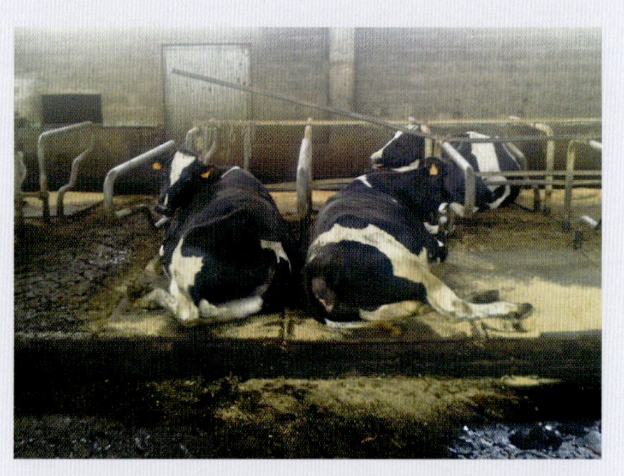

図 17　適切にデザインされているが，管理が不適切なストール。

厳守するべきである。

■**乾乳群**：90％の占有率。

■**分娩に近い群**：85％の占有率とわずかに広いベッド。

施設を清潔に保つことは，牛の健康や福祉に影響を与える（図 15～21）。

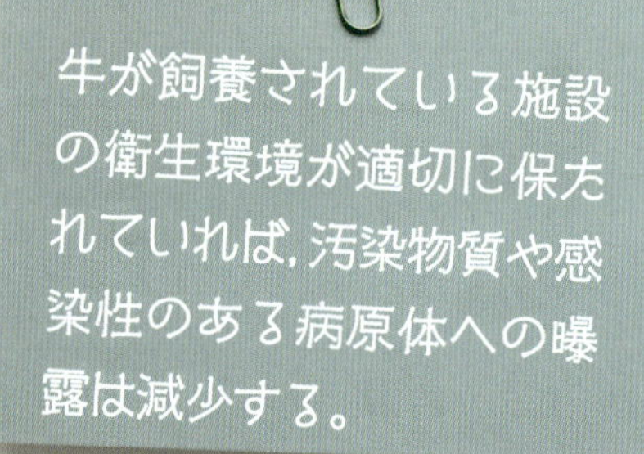

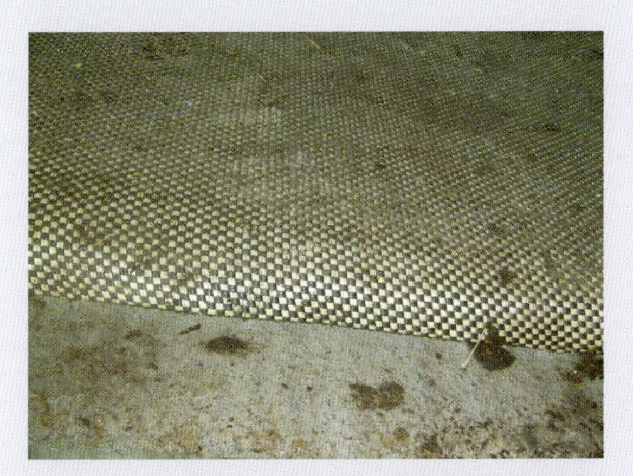

図 18　ベッドは快適で平らにするべきである。ここに示されているベッドは砂などの資材を使って覆うべきである。

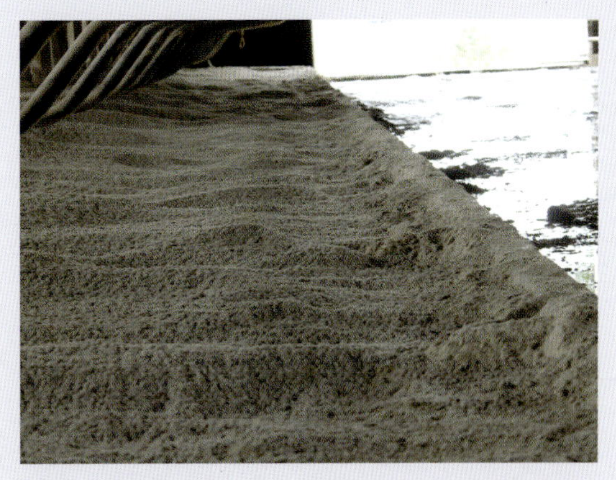

図 19　良好な砂のベッドは快適であり，表面をきれいにするのも容易である。

図 20　ベッドの上に糞便が蓄積している。乳房炎の予防には，ベッドの定期的なメンテナンスと清掃が不可欠である。

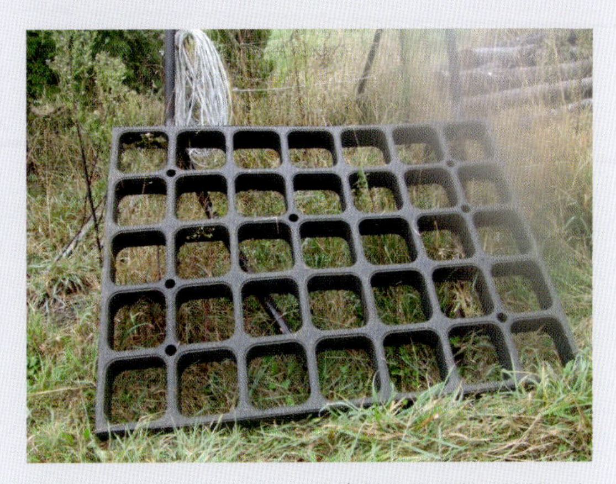

図 21　ゴムマット。ベッドの資材を張る際の基盤に有用であり，使用されるベッドの資材を固定する。

図 22 は，自動清掃システムが壊れていて十分に通路が清掃されていないことを示している。ベッドに最も近い場所が汚いままであり，清潔に保つべき牛の後部（膣，尾，乳房など）は排泄物に曝されている。

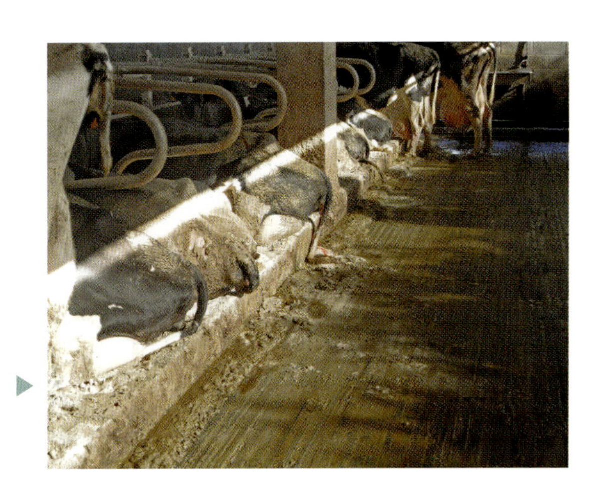

図 22　自動清掃システムが十分に機能しないため，結果としてベッドの近くに有機物の残物（糞便）が蓄積している。

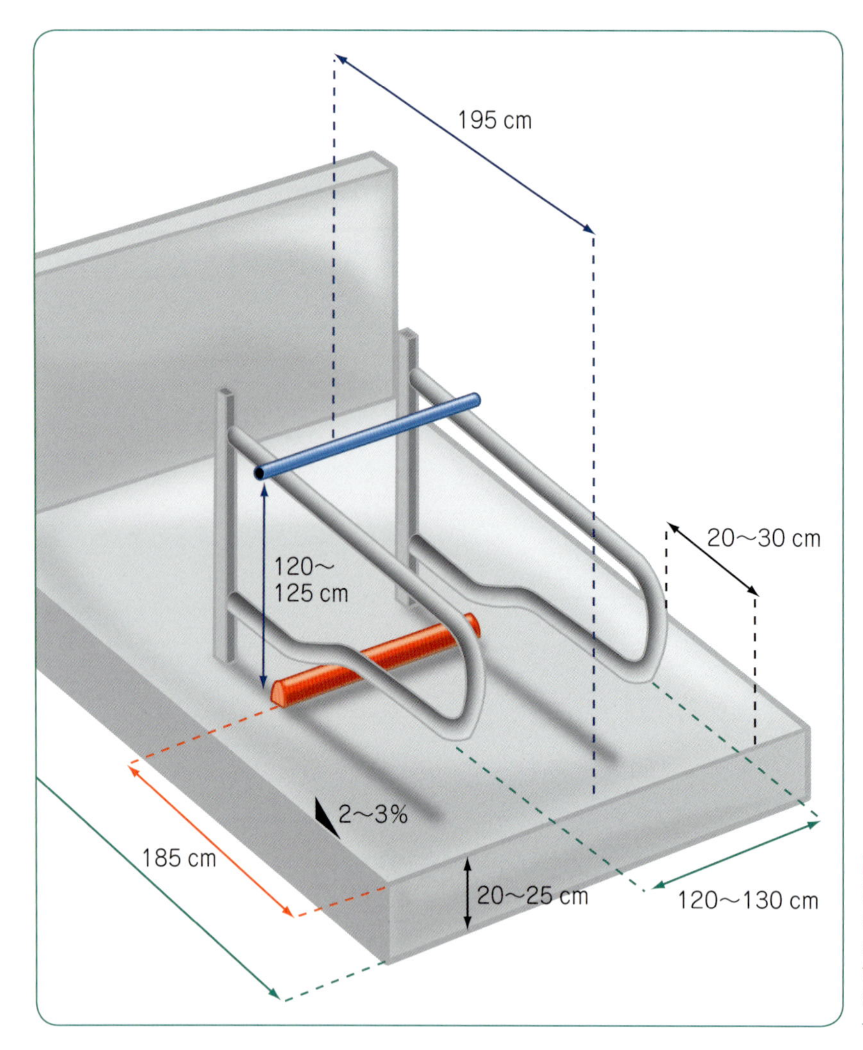

図 23　適切なストール。Colleu B.: Le gabarit des vaches évolue, le réglage des logettes aussi. PLM. Production laitière moderne, June 2009, p.30〜32 から改変。

ストールの大きさ

図 23 に経産牛のストールをデザインする際の最適な手順を示した。

農場において不十分にデザインされたストールは，結果として以下の状態をもたらす。

1. 牛はストールの内側に合わせた姿勢を試みるようになる（ストールと通路の間でのパーチング，図 24）。
2. パーチングの結果として，ほとんどの牛は起立したままであり，起立しているか横臥しているか不確かである。

以下の行動がみられた場合，牛にとって快適な休息環境のストールとなっていないことを示している可能性がある。

- 動作をする前に何度かクンクンと地面のにおいを嗅いでいる。
- 十分なスペースでないために頭を左右に繰り返し動かしている。
- 横臥あるいは起立する前に非常に多くの動作をしている（図 25）。

このような不快なことがあると，（通常ではその問題が簡単に解決できるのだが）結果として不

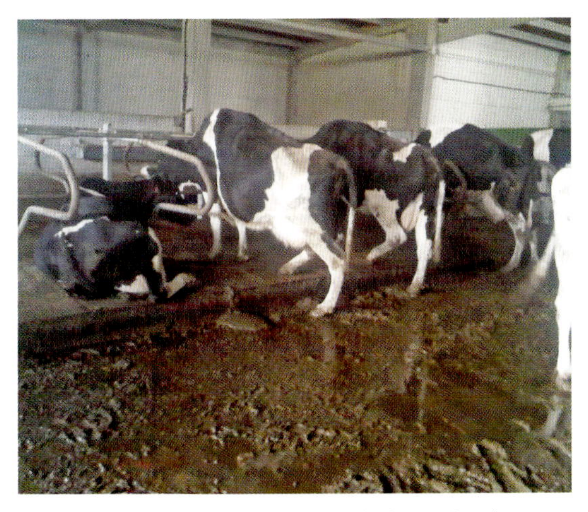

図24　牛は前肢でストール内に，後肢で通路に立っている（パーチング）。長時間起立しているのか，横臥しているのかは不確かである。

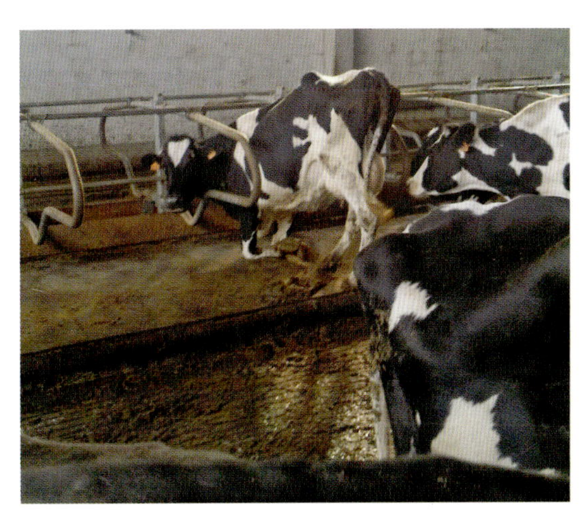

図25　横臥する際に，膝を付いたり立ち上がったりを繰り返している。

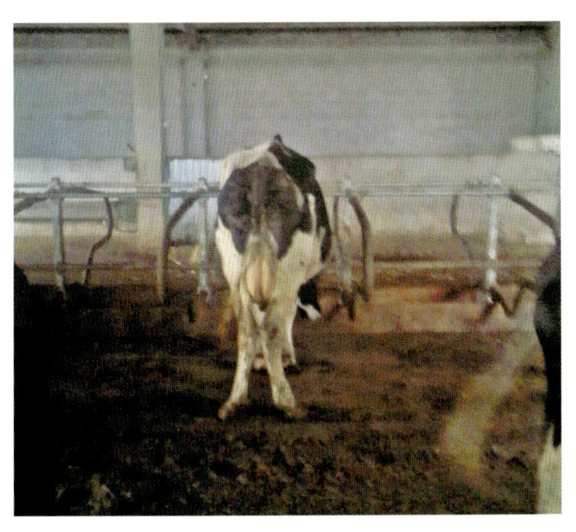

図26　不十分なストールにおける不正な姿勢。

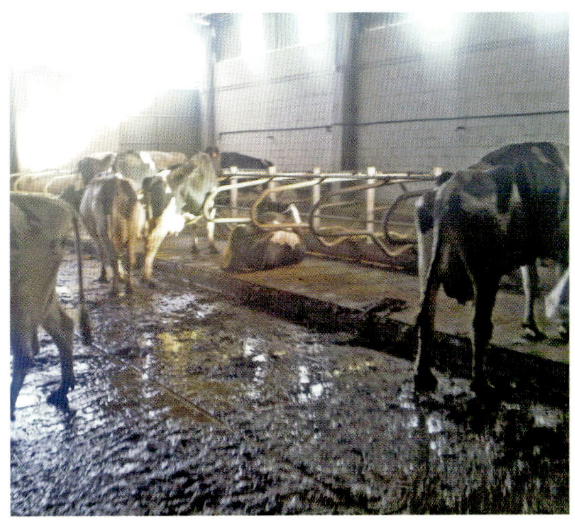

図27　多くの牛が立ちっぱなしである。これは，ストールのデザインに問題があることを示している。

健康な姿勢をつくりだしてしまう。

図26は，気の毒な姿勢を示している。この牛は，ストールの上側の壁から約40 cm離れている水平なバーによって前に出ないように止められている。これは，下側のバーによる動きの抑止と同様である。このストールの構造では牛は快適に横臥しにくく，姿勢の問題を引き起こす原因となっている。通常では，採食後に85%の牛がストールに横臥するべきである。さらにそのうちの50%は反芻しているべきである。さらに2時間後には，群の90%がストールに横臥しているべきである（図27）。もし，このような状態が観察されなかったら，牛が横臥できない何かしらの問題があることを示唆している（図28～34）。

ストールと牛房

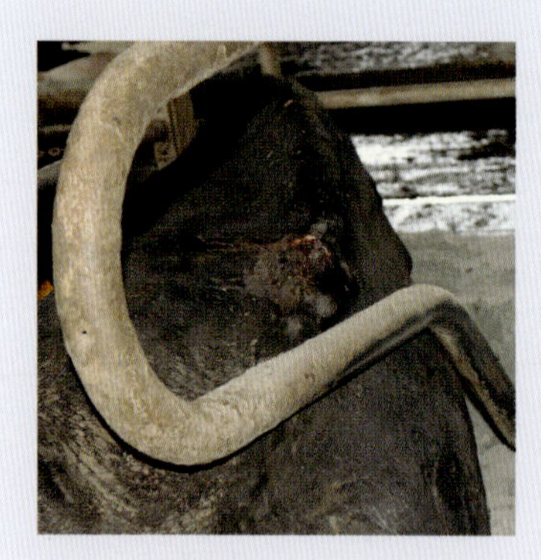

図28　不良なストールデザインによって牛の背部が何度も傷付いている。この場合は跛行牛だったので，より悪化した。この牛は別の場所に移すべきである。

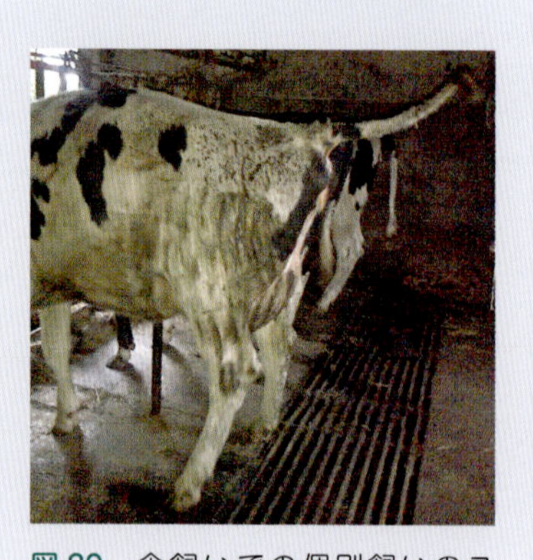

図29　舎飼いでの個別飼いのストールシステムであり，糞便の排泄部分が格子になっている。もし，ベッドのサイズが適正でない時は，牛は格子の部分で直接休むことになる。牛の最後肋骨の部分が汚れていることに注目。これは，この状態が快適でないことを示唆している。

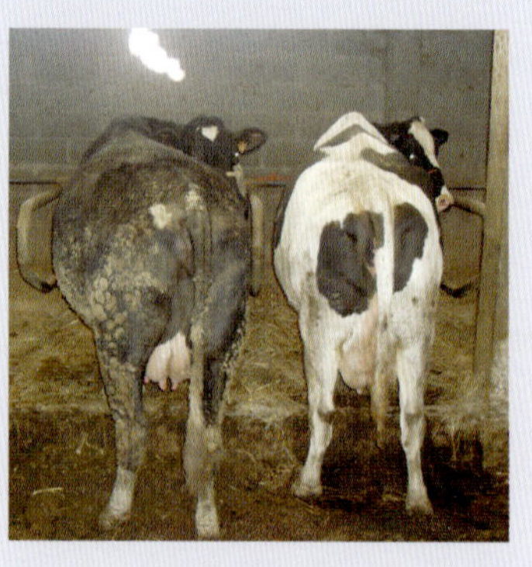

図30　牛は清潔であるべきである。ストールのデザインや清掃が不十分である時，牛体においてきれいな部分と汚れている部分の両者が観察される。

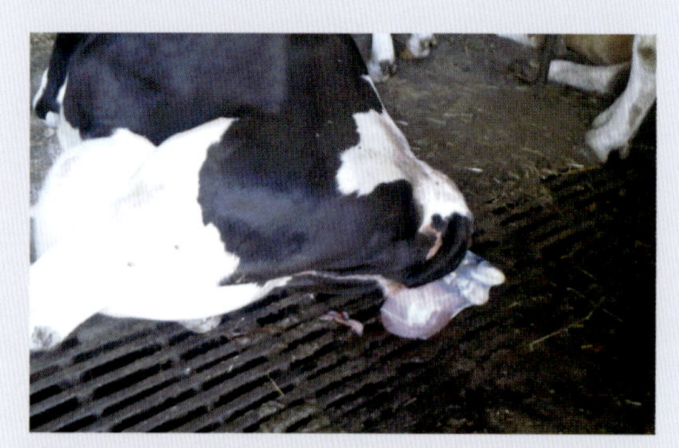

図31　糞便で汚れている格子部分は，分娩に適していない。

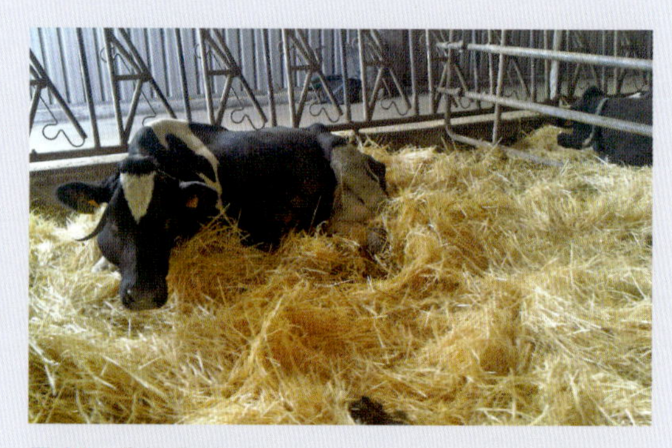

図32　分娩場所はゆったりとしたスペースを取り，清潔にすべきである。

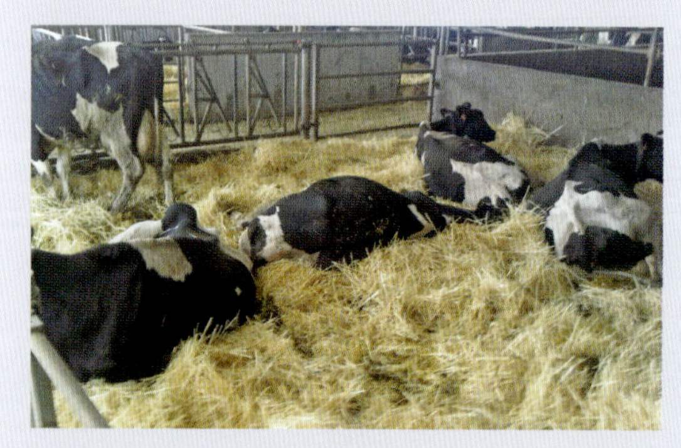

図33　フレッシュ牛には快適な居住場所を与えるべきであり，混雑しないようにする。

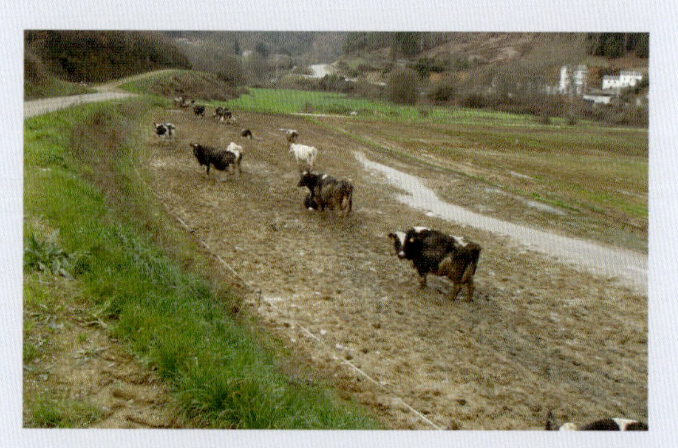

図34　多くの農場では，乾乳牛はしばしば屋外の不適切な場所で飼養されている。

カウ・コンフォート1

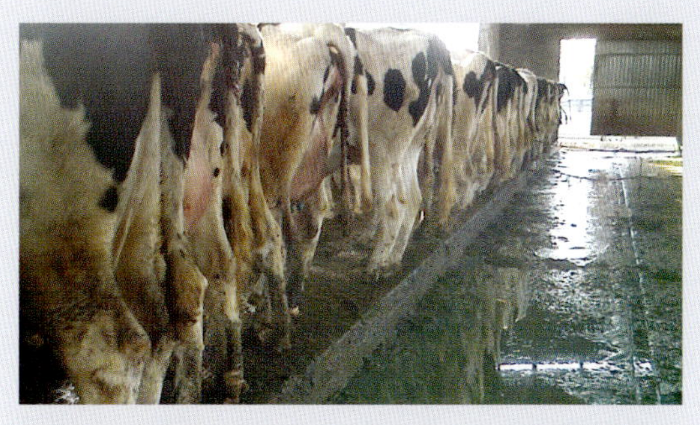

図35　給餌場所における牛の位置が，急な段差によって区分されていることがある。このような場合は脚に怪我をする原因となる。

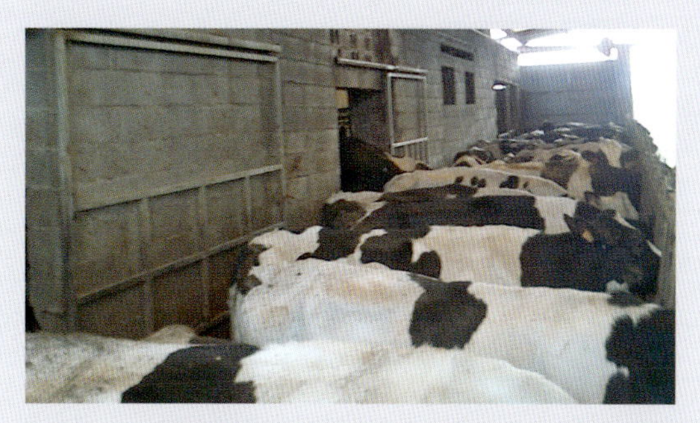

図36　牛舎の通路は十分に広くしなければならない。

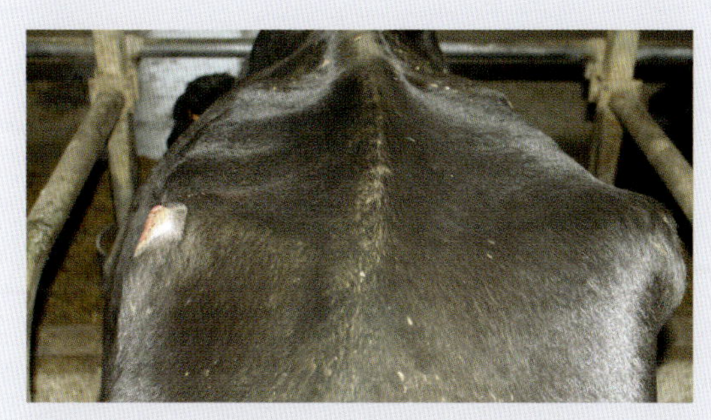

図37　廊下，入口あるいは出口のドアの付近には怪我の原因となり得る障害物や突出物を置いてはならない。

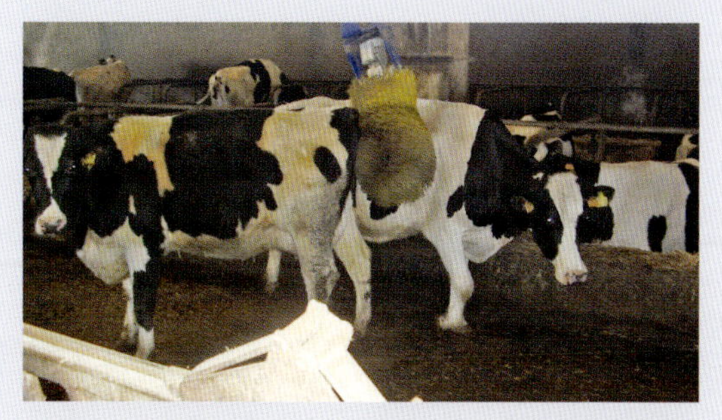

図38　クリーニングブラシはストレス解消効果を持ち，快適性や福祉の改善に役立つ。

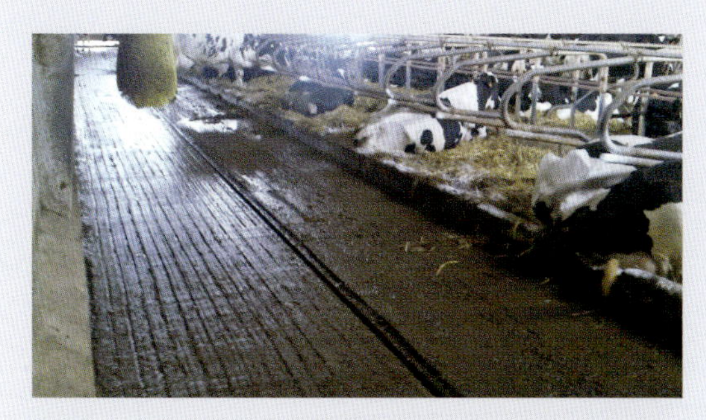

図39　ゴムマットのような快適性のある資材を通路に使うべきである。

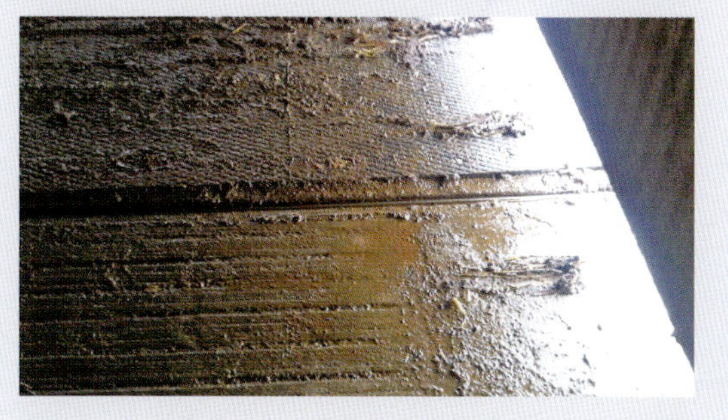

図40　この農場では，通路の半分をゴムマットに変えた。

運動

妊娠牛にとって運動は重要であり，十分なスペースを与えるべきである。つい最近分娩して，かなりのストレスに曝されてきた牛は，定期的な運動を再開するべきである（図35～46）。

カウ・コンフォート２

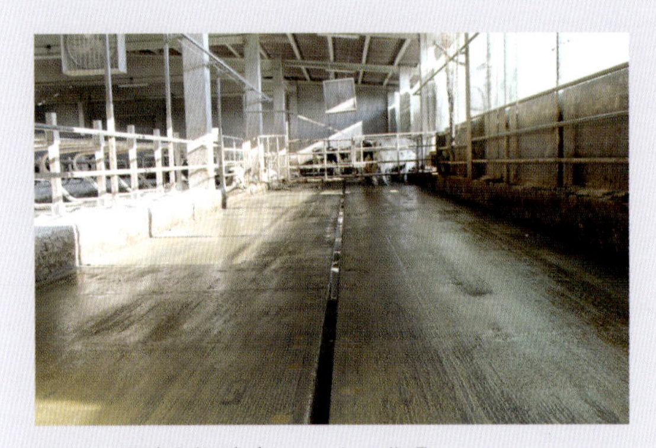

図 41　通路全体がゴムマットの農場。

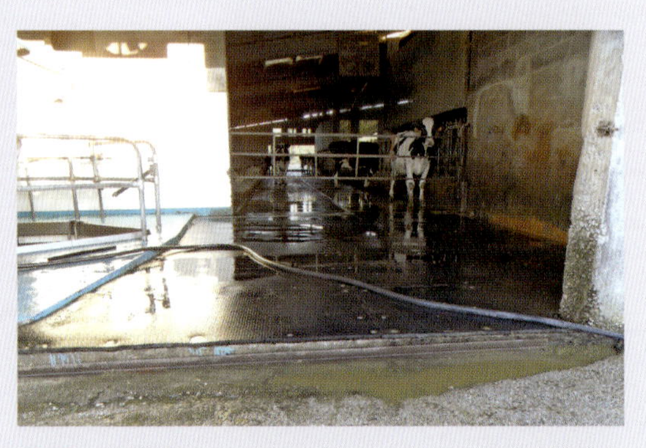

図 42　待機場所におけるゴムマット。これは快適性を向上させる。１日に３回搾乳するような農場では，牛がこの場所で長時間待たされるので，特に効果的である。

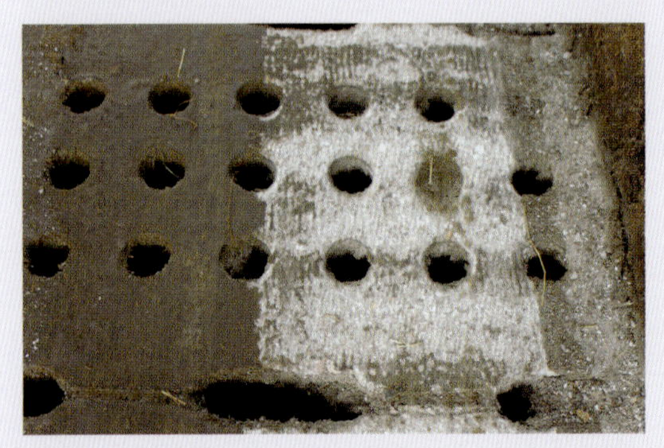

図 43　床が滑らないように配慮すべきである。この農場では，コンクリートに溝が刻まれていた（白色の部分，右側）。

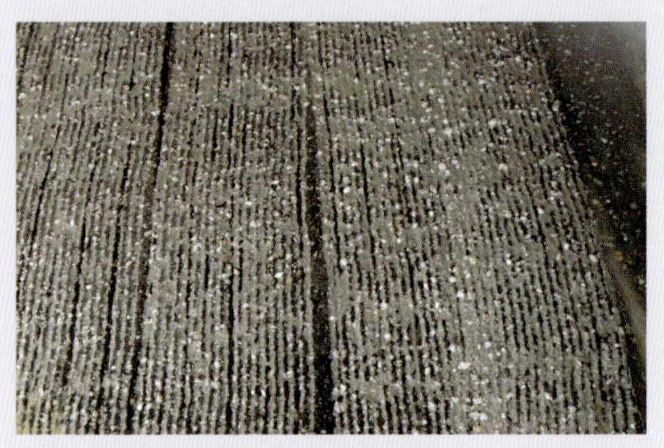

図 44　十分に溝が刻まれた床に注目。

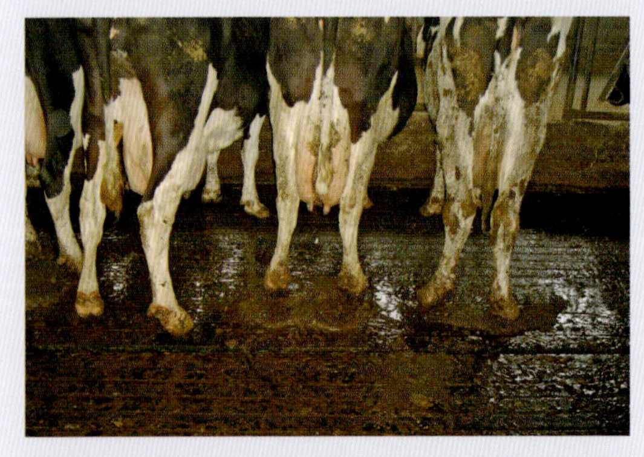

図 45　足の位置（足の角度）は快適性の程度を評価するのに役立つ。削蹄した肢は，回数も含め記録しておくべきである。

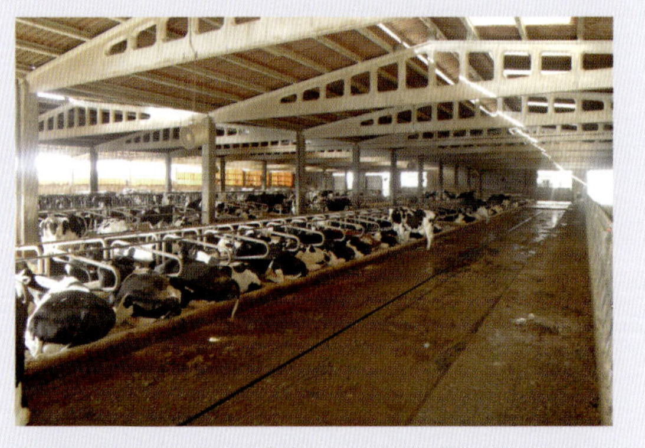

図 46　ほとんどの牛が横臥して休息を取っているなら（食後２時間で 90％まで），その牛舎は適切な快適性を保っていると評価できる。

表1　乾乳牛データ

乳牛	産次	予想乾乳年月日（乾乳期間を60日とする）	実際の乾乳年月日	乾乳年月日のずれ（日）	予想分娩年月日	実際の乾乳期間（日）
1	1	2012年9月24日	2012年10月18日	24	2012年11月23日	36
2	1	2012年11月11日	2012年11月13日	2	2013年1月10日	58
3	2	2012年9月6日	2012年9月5日	−1	2012年11月5日	61
4	4	2012年10月11日	2012年9月12日	−29	2012年12月10日	89
5	5	2012年9月15日	2012年7月17日	−60	2012年11月14日	120
6	6	2012年10月7日	2012年9月12日	−25	2012年12月6日	85
7	7	2012年11月30日	2012年9月5日	−86	2013年1月29日	146
8	9	2012年11月11日	2012年11月13日	2	2013年1月10日	58

実際には，分娩が遅延した場合，予想乾乳日数は変化する。

出典〈Cowsulting.com〉2018年5月15日参照

個体管理

周産期の期間中，牛には個々の状態に応じた特定の管理戦略が必要である。

乾乳期の計画

表1は，ある農場における乾乳牛のデータを示している。この例では，8頭の乾乳牛がおり，農家は予想分娩日から82日間を乾乳期の平均期間と予測していた。これは推奨される60日を超えるものである。成熟した牛（3産以上）では，予想された乾乳期の長さから大きく離れているものがいる。

これらのデータを分析することによって，代謝障害のリスクが高い牛を割り出し，遅れずに適切な対策を取ることができる。

- **牛4，5，6，7の乾乳期間はあまりにも長い。これにはいくつかの要因がある**：妊娠するまでにかなりの期間を要していること，乳房炎などの生産に関連した問題によって非常に早期に乾乳させられたこと。

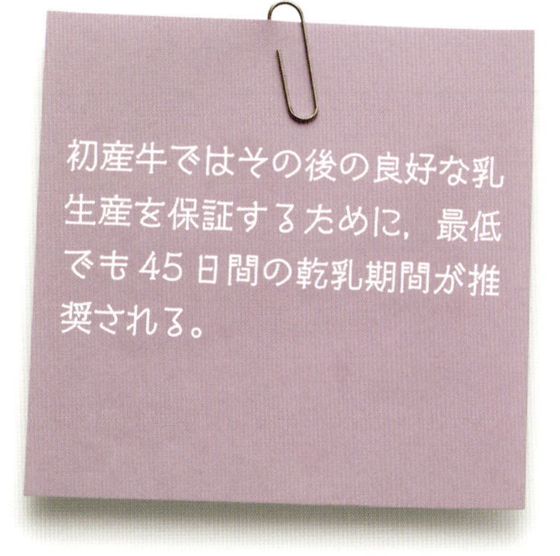

- 牛1の乾乳期間はあまりにも短い。この牛は，偶然にも初産牛である。これは，乳生産が良好で乾乳を故意に遅らせた牛で典型的に認められる。このような方法は，特に未経産牛では行わない方がよい。

表2では**表1**のデータから得られた，別の分析結果を示している。

表 2　乾乳牛の要約データ

乾乳期間	頭数	乾乳期間（平均）	<40 日	40〜70 日	>70 日
1 産次	2	47	1	1	0
2 産次	1	61	0	1	0
3 産次以上	5	100	0	1	4
全体	8	82	1	3	4

出典〈www.cowsulting.com〉2018 年 5 月 15 日参照

双胎妊娠

双胎妊娠の場合，予定分娩日よりも早期に分娩を迎えることを想定するべきである。実際の分娩日と予定分娩日の違いは胎子の特質による。例えば，肉用系の雄種牛が用いられた場合，その分娩は遅延する。問題を避けるために，乾乳に入る時期を計画する時にはこれらのパラメーターを考慮に入れなければならない。

双胎妊娠における最も一般的な分娩後の疾病として，低カルシウム血症，胎盤停滞，第四胃変位が挙げられる。したがって，双胎妊娠牛の場合はモニタリングしなければならない。分娩前に，産次数や母牛によって示される何かしらの欠乏状態に注意すべきである。カルシウム，オキシトシンあるいは子宮収縮剤であるエルゴノビンの投与（適用できる場合に限る）や，分娩に好影響をもたらす広いスペースの配慮といった予防措置のなかには健康回復に役立つものもある。双胎妊娠牛は，より広いスペースと快適性を必要とする。

未経産牛

未経産牛は初めての分娩期の局面に適応するために，より長い時間を要する。これは，牛が曝される最初の主要なストレスとなる。一般的に，以前の給与飼料や導入の状況によるが，未経産牛が新しい飼料に適応するまでには，3 産以上の成熟した牛の 2 倍の時間がかかる（**図 47**）。

覚えておくこと

双子を分娩した後，腹部には広いスペースが空くので，第四胃変位のリスクが高くなる。モニタリングをしよう！

スペイン北部のカンタブリア沿岸などの一部地域では，しばしば未経産牛は分娩前に放牧されたままであり，密接にモニタリングされていない。したがって，このような牛は注意深く管理するべきである。特に，成長あるいはボディコンディションが不十分な牛はなおさらである。

未経産牛では，初めての分娩の後もまだ成長期にあるので，1 頭当たりの乳量やボディコンディションは低い。

放牧牛

乾乳期に放牧されている牛は舎飼いの牛に比べて，密接にモニタリングされないだろう（**図 48**）。さらに放牧牛では，栄養要求を満たすほど頻繁にミネラルを摂取できるとは限らない。新鮮な草地に放牧されている牛もまた，低カルシウム血症に対して高いリスクに曝されていると言える。なぜなら，草が高濃度のカルシウムを含んでいた場合，陰イオン / 陽イオンの代謝バランスの変化が引き起こされる可能性が考えられるため，このような状況は防がなければならない。

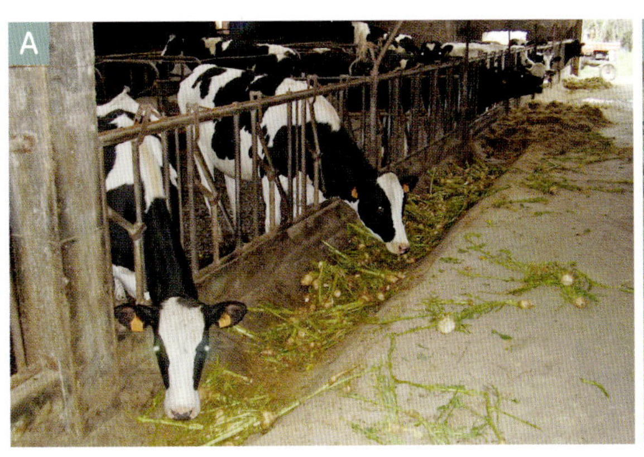

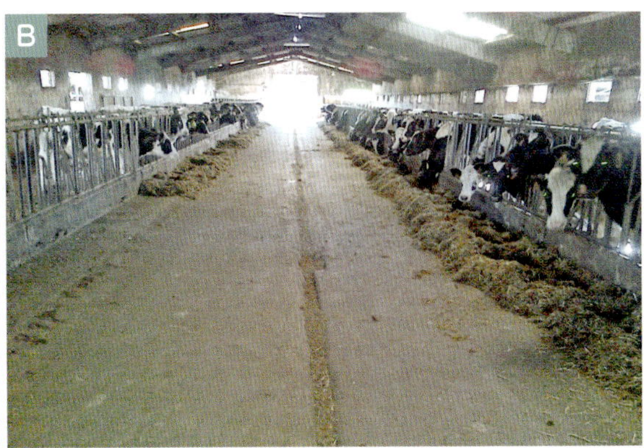

図 47　未経産牛への飼料は栄養管理者の指示に従って給与されるべきである。農家の気まぐれで決定するべきではない。

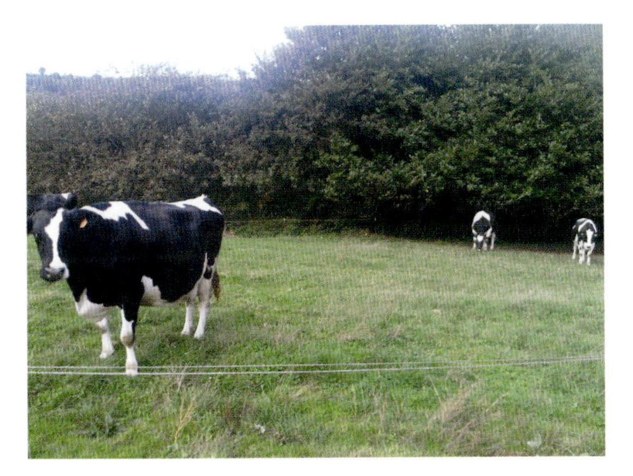

図 48　放牧場で飼養されている乾乳牛。

理想的には，経産牛が分娩前と乾乳期にサプリメントを摂取できるようにするべきである。

栄養的な観点から，分娩前の期間は牛を畜舎で飼養することが望ましい。これによってモニタリングがしやすくなり，分娩後の飼料への段階的な移行も可能となる。しかしながら，これまで放牧されていた牛を舎飼いすることは群編成の変化を伴うため，それ自体がある程度のストレスになることを注意しなければならない。

群編成と移動

移動は十分に計画するべきである。牛にとっては，移動が少ないほど快適である。乾乳の経産牛と未経産牛にはフリーストールシステムの居住環境を与えることが理想的である。未経産牛をこのように屋内管理できない場合，分娩の 1～2 カ月前に個別のストールに慣れさせるべきである。また，狭い通路に慣らすために，ミルキングパーラーを通らせることも推奨される。

実際にいつもできるとは限らないが，理想的には，分娩後には未経産牛は他の成熟した牛群から離すべきである。未経産牛と成熟した牛の群を一緒に編成することは，社会的序列の問題や分娩後の疾病の引き金となり得る（参照：7 章 ケース 4，p120，図 49～53）。

群編成と移動

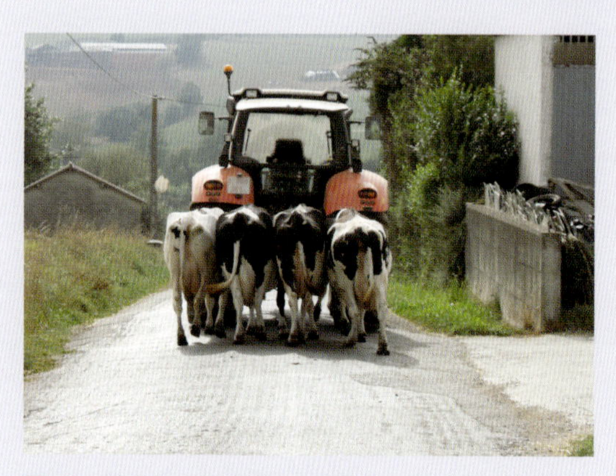

図 49　乾乳牛の放牧場への移動は，高リスク牛に対して予期せぬ突然の変化を与えてしまうことがある。

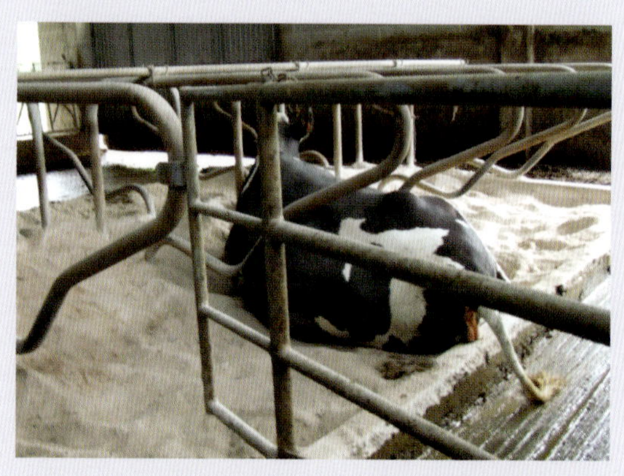

図 50　多くの場合において，一般的な飼養場所が牛の動きを妨げるようにフェンスで仕切られている。放牧されている乾乳牛と比較しながら，モニタリングすることは有効である。

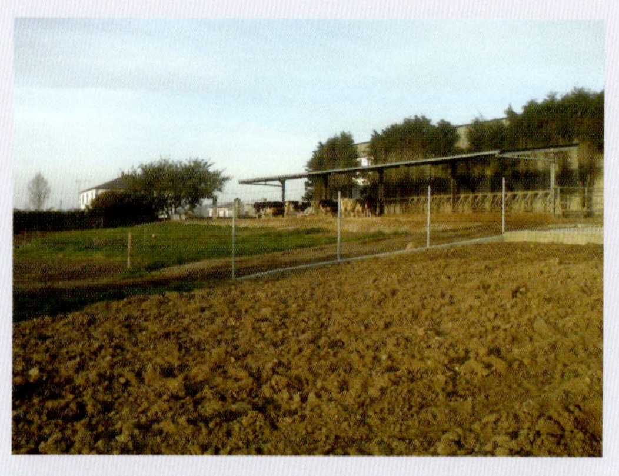

図 51　乾乳牛は草が十分に生育している間は放牧場で飼養できる。牛を定期的にモニタリングし，栄養補完飼料を給与する。

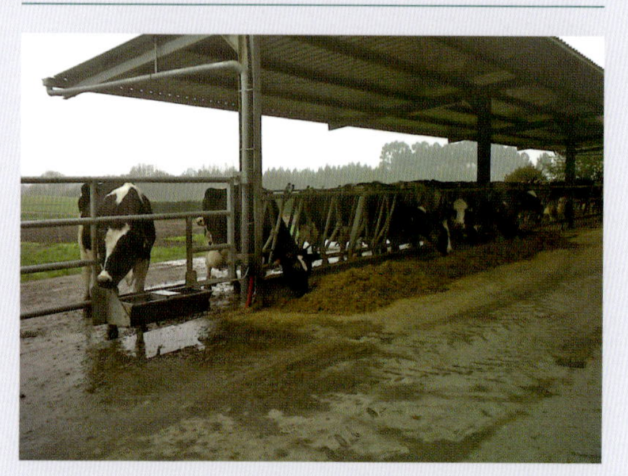

図 52　乾乳群はすべて屋外で飼養されており，十分な飼料と適切な質の飲水を供給しなければならない。飼料と飲み水は天候の影響を受けないようにする必要がある。

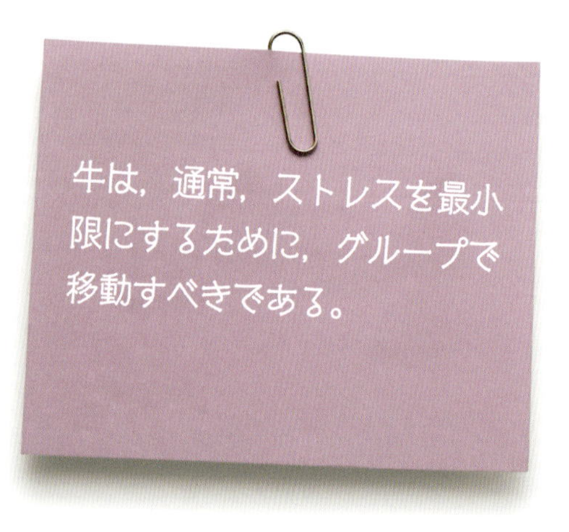

乾乳牛における分娩後の代謝障害の予防

5 章では，分娩後疾病に関してより詳細に記載している。一般に，分娩前後の予防プロトコールはこれらの問題を防ぐために厳守するべきである。特に，以下に示すような高リスク牛への対策は重要である。すなわち，妊娠が遅れた牛あるいは双胎妊娠（超音波画像診断法による）の牛，乾

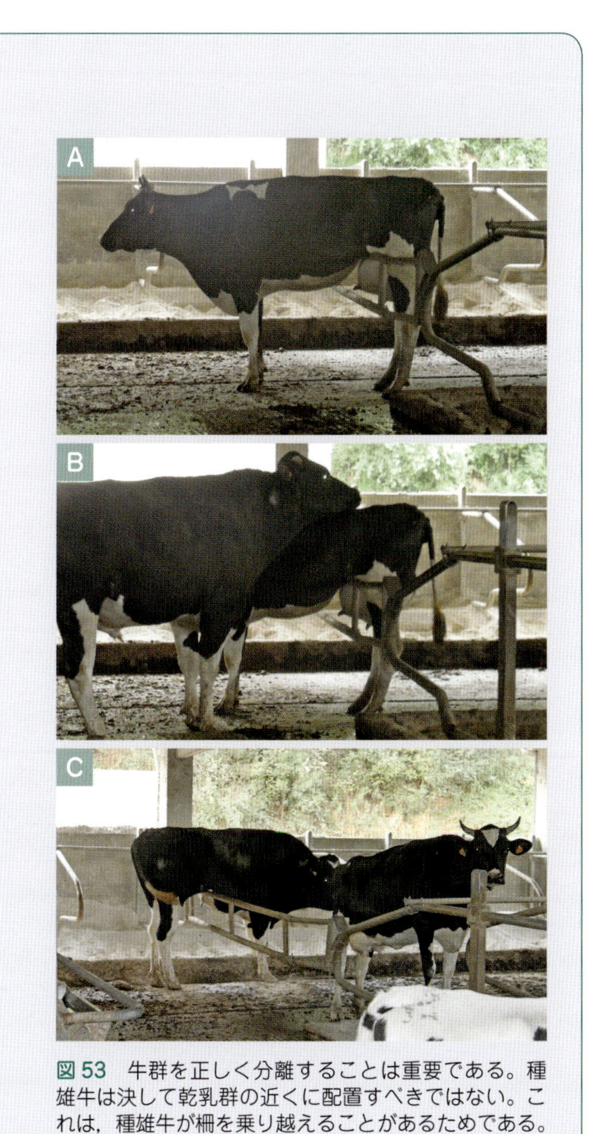

図 53　牛群を正しく分離することは重要である。種雄牛は決して乾乳群の近くに配置すべきではない。これは，種雄牛が柵を乗り越えることがあるためである。

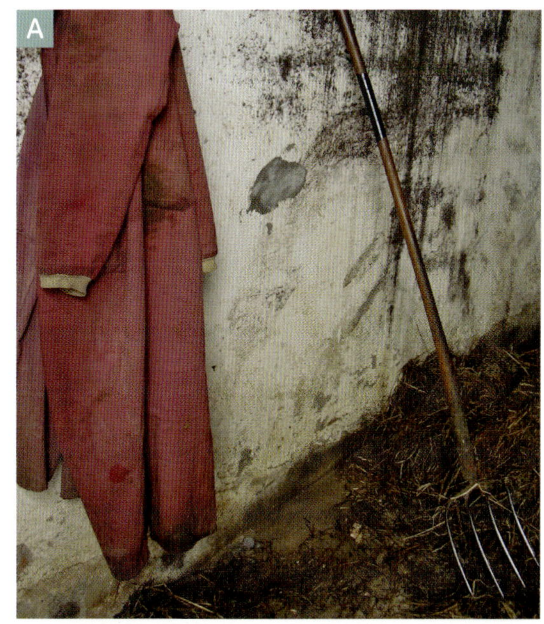

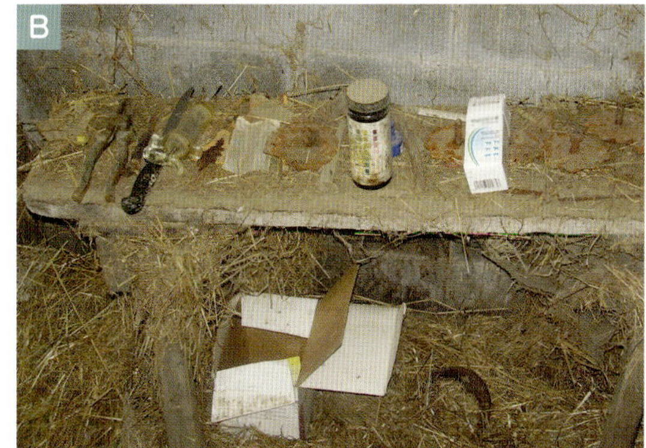

図 54　伝統的で独学する農家のイメージは捨て，先進的なプロフェッショナルとして見聞の広い畜産農家になる，まさにその時が来ている。

乳期間が長くボディコンディションが高い牛，乳生産量が多く，農家によって泌乳期を延ばされており，結果として乾乳期間が非常に短くなった牛である。

分娩後の問題を防止するために使用される製品や薬剤として，肝臓を保護する薬剤，ビタミン剤，グルコースやカルシウムの前駆物質，肝臓の中性脂肪を排出する薬剤，必須アミノ酸（肝臓の代謝を促進する）が挙げられる。毎日，分娩後の牛をモニタリングすることも推奨される。農家によって実施される測定やプロトコールについては，経験を積んだ獣医師によって吟味されなければならない（図 54）。

7 ケーススタディ

ケース1

蹄壁の膿瘍

牛の概要	
年齢	4歳
産次	2産
生産ステージ	予想分娩日の5日前

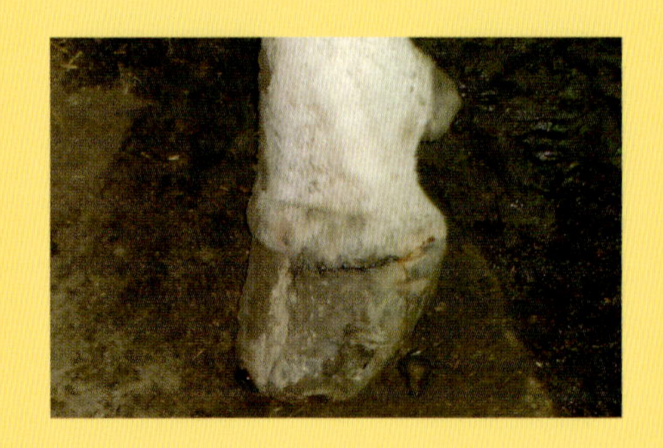

訪問理由

もうすぐ分娩する乾乳牛の跛行に農家が気付いた。この牛は，モニタリングをするために最近，分娩房に移されていた。

稟告

当該牛は右膁部を下にして長時間横たわっており，左後肢の急性の跛行を呈している。この前日，もうすぐ分娩するにもかかわらず，当該牛に十分な注意が払われていなかった。

検査と診断

当該牛は左後肢の蹄壁に膿瘍が認められていた。内容物が蹄冠部から排出していた。重篤な跛行と第四胃左方変位（LDA）と診断された。

治療

分娩誘起を決め，外科的処置は分娩後に行うことにした。処置として：

- コルチコステロイドの静脈投与：デキサメサゾン（30 mg）
- 天然のプロスタグランジン（ジノプロスト 50 mg），コルチコステロイド投与後12時間目
- 発生の可能性があり得る胎盤停滞やLDAの外科手術を考慮して，予防的な抗生物質投与（アモキシシリン　750 mg /48時間〈3投与量相当〉）

経過と予後

当該牛は，治療開始の40時間以内に正常に分娩したが，予想どおり胎盤停滞が発生した。

分娩した当日および翌日の検査において，以前に診断されていたLDAがまだ継続していることが分かった。分娩48時間後，LDAの手術が実施され，抗生物質の治療が続けられた。

以下の薬剤が，前述の治療に加えられた：

- NSAID　4日間：ケトプロフェン，1.5 g/日
- 天然のプロスタグランジン（ジノプロスト，25 mg）　分娩後4，8，12，22日

分娩12日後，蹄壁の膿瘍を処置するために削蹄師が呼ばれた。蹄壁が掻爬され（図1，2），蹄ブロックが左後肢の内蹄に装着された。図3，4に同様の症例を示す。

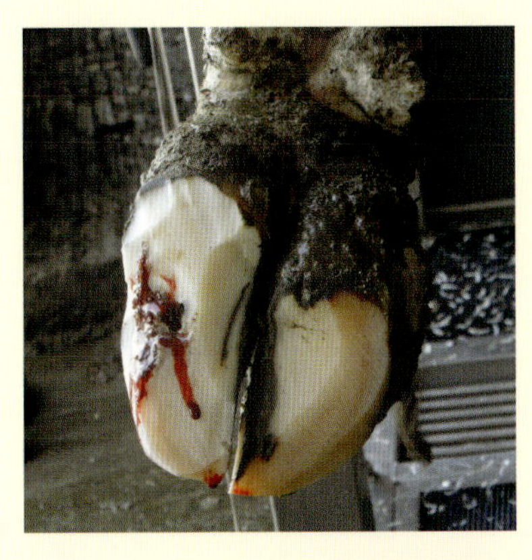

図1　潰瘍が白線の付近に位置している（通常，潰瘍はもっと内側にみられる）。もし治療をしなければ，この病変は，おおよそ15〜20日間で蹄壁の膿瘍として進行するだろう。

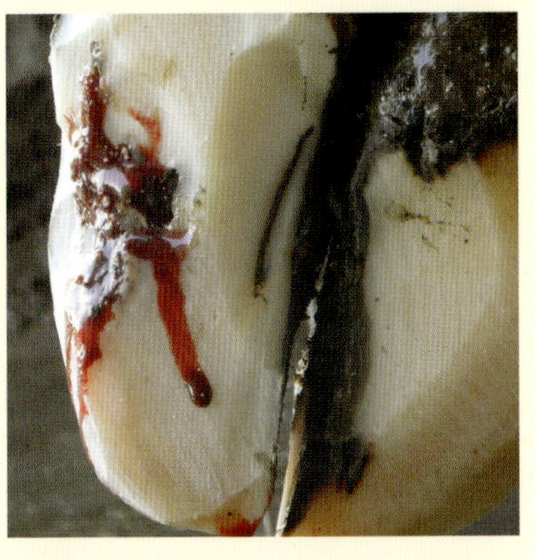

図2　本病変の理論上の進行としては，液状物の蓄積があり，それを排出するためにそのルート（瘻）ができ，膿瘍が形づくられていくというものである。治療として，健康な蹄のサポートを実施するために蹄ブロックの装着が行われる。

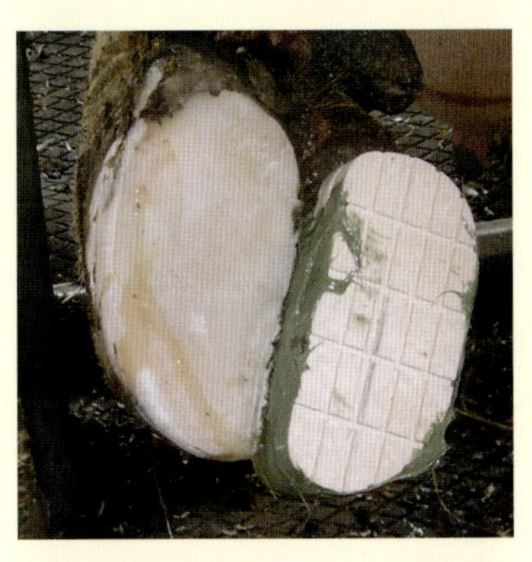

図3　図1と2で示した症例と同様な病変。本症例では，病変が出現後，できる限り早く治療した。蹄ブロックはすでに装着されていた。蹄壁の付近から液状物が流れるのが観察された。

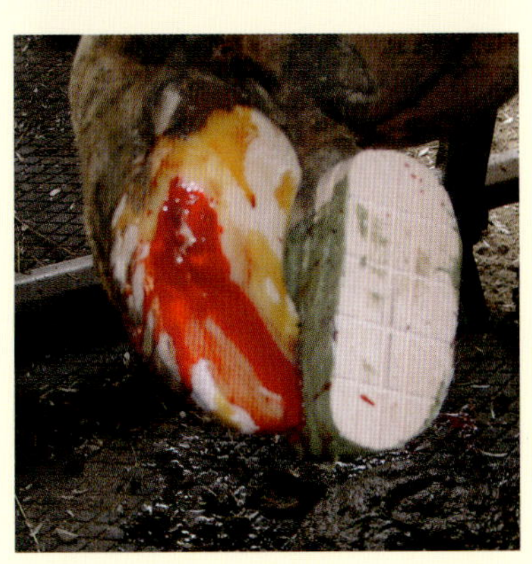

図4　液状物を取り除くために蹄壁を開くことを決めた。病変部が早く検出されたので，損傷はほとんど少なくて済んだ。

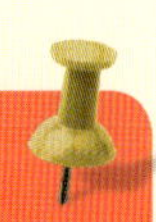

症例のポイント

稟告のデータから，乾乳の開始時点で当該牛は跛行をしていたが，適切なモニタリングが行われていなかった。疾病のステージから，蹄壁の膿瘍と診断され，資格を有する削蹄師によって処置するべきと判断された。より多くの注意を払って，初期の病変を早期に発見すれば，治療は簡単で経費もかからない。しかしながら，本症例の場合，病変はかなりの痛みを伴った急性の跛行へと進行し，膿の蓄積も認められた。また，膿は蹄冠部から排出されていた。この状況がまさに分娩前に確認され，他の代謝疾患（例，LDA）の引き金になったと考えられる。このような問題にならないように容易に防止することも可能であった。乾乳は短期的な投資の時期とも言える。現実として，乾乳は次の泌乳の前の準備のステージである。乾乳期に適正な飼養管理に失敗した場合は結果として，将来的に大きな痛手を被ることになる。乾乳期において跛行をモニタリングすることは特に重要である。跛行を早期に処置することに比べて，後回しにすることは多くのコストを要することとなる。一方，蹄の処置は，分娩したばかりの牛には実施すべきではない。なぜなら，分娩時に恥骨結合が生理的に開いたことによって股関節部が不安定になっているからである。

ケース2

乾乳牛の跛行：不適切な対応から生じる危険性

牛の概要	
年齢	3歳
産次	2産
生産ステージ	妊娠中（7.5カ月），乾乳期の終わりの時期に向かいつつある

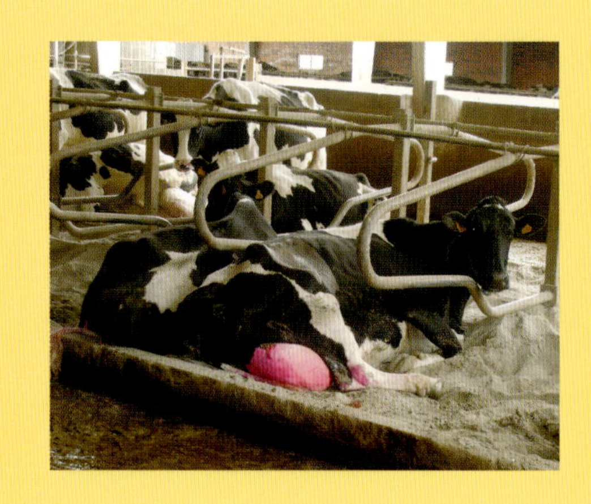

訪問理由

ある農場の乾乳牛舎への定期的な日常訪問において，顕著な跛行を示す牛を獣医師が発見した。

稟告

牛の状態とボディコンディションスコアはその生産ステージ（乾乳期）においては適切である。当該牛は顕著に跛行を示し，多くの時間を横たわって過ごしている。問題が検出されたことに対して，特定の疾病を診断する意味で，農家に蹄の検査を推奨した。しかし，農家は代わりとなる治療の実施を主張した。農家の希望に則して，該当牛は抗生物質（セフチオフル）とNSAIDにより治療された。

農家は，分娩前にこの治療を自身で4回繰り返した。これは，問題を解決するためには誤った試みであった。

検査と診断

分娩後，当該牛のボディコンディションは劣悪なものとなった。跛行は視診的にもまだ確認でき，胎盤停滞を引き起こした。引き続いて子宮炎も発症した。さらには，分娩2日目にLDAと診断された。

治療

LDAは外科的に整復され，術後に抗生物質治療が施され，子宮炎も治療された。跛行の問題を診断するのに15日間待たねばならなかった。当該牛は枠場に保定され，治療された（図1）。当該牛には繊維が豊富な飼料と十分な水が給与された。

経過と予後

当該牛において，外科手術後多くの疾病（LDA，子宮炎，跛行は50日続いた）が発生したので，蹄の回復は遅かった。

最終的に，蹄の疾病は治療された（図2～5）。形成された皮膚肥厚部（胼胝）を治療した後，順調な回復をたどった。しかし，泌乳ピークは遅れ，総生産量は減少した。

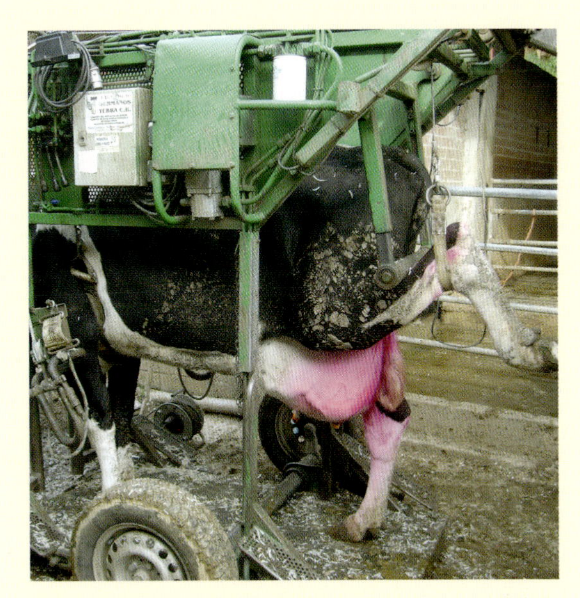

図1　本疾病は，乾乳時に発見されたらすぐに，枠場に入れて，治療するべきである。

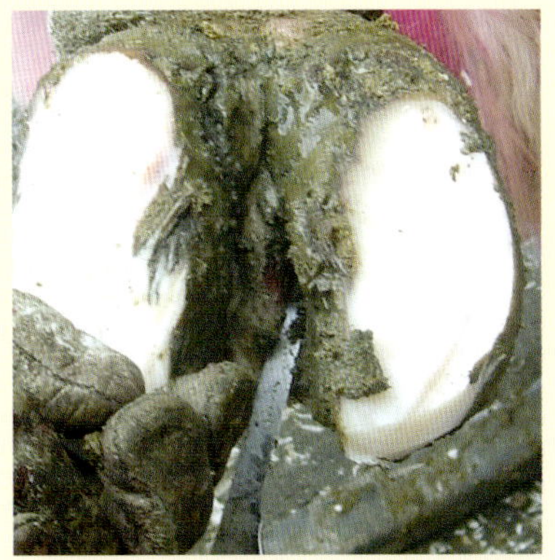

図2　治療されずにいた趾間皮膚炎から進行した皮膚肥厚部（胼胝）で痛みを伴う。

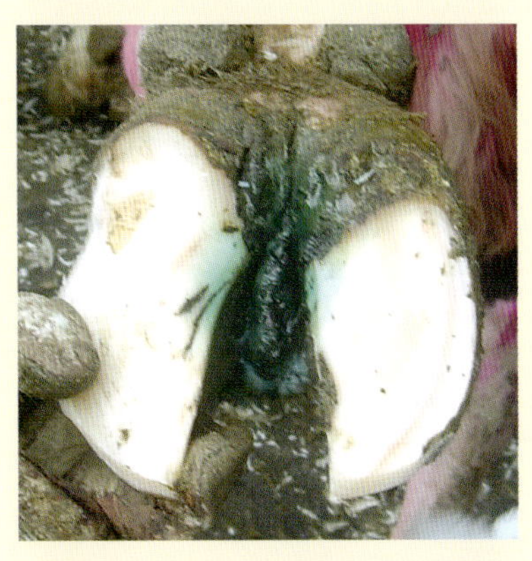

図3　理論的にはこの状態は，清浄，硫酸銅，包帯装着で容易に治療できる。

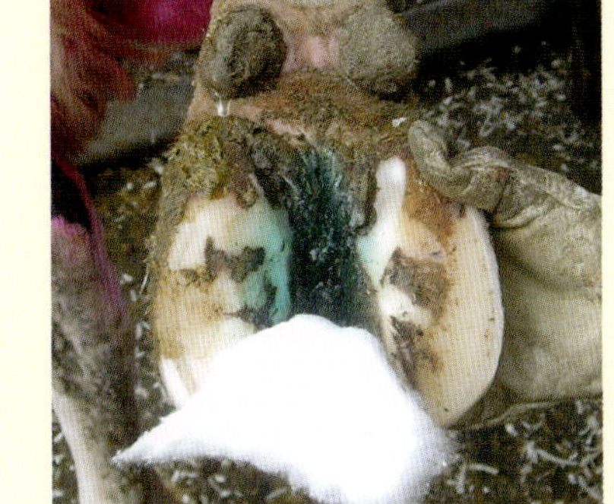

図4　予想どおり程度は軽いが他の蹄も罹患していた。

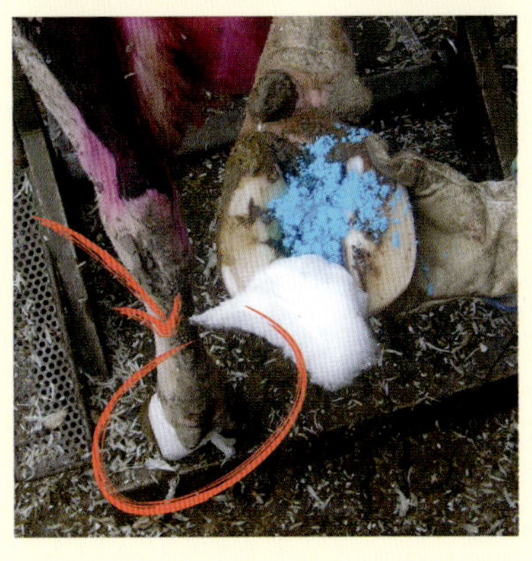

図5　蹄の疾病では，治療後の5～7日間は薬剤と患部が確実に接触するように両方の蹄に包帯を装着する。

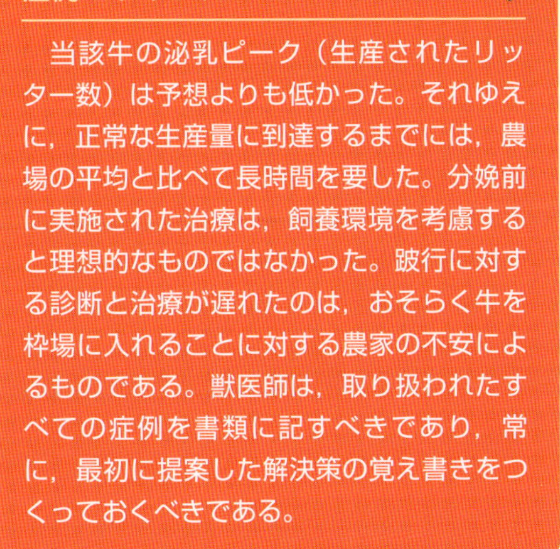

症例のポイント

当該牛の泌乳ピーク（生産されたリッター数）は予想よりも低かった。それゆえに，正常な生産量に到達するまでには，農場の平均と比べて長時間を要した。分娩前に実施された治療は，飼養環境を考慮すると理想的なものではなかった。跛行に対する診断と治療が遅れたのは，おそらく牛を枠場に入れることに対する農家の不安によるものである。獣医師は，取り扱われたすべての症例を書類に記すべきであり，常に，最初に提案した解決策の覚え書きをつくっておくべきである。

ケース3

術後の外科的な膿瘍によって状態が悪化した第四胃左方変位牛

牛の概要	
年齢	6歳
産次	4産
生産ステージ	分娩後4日目

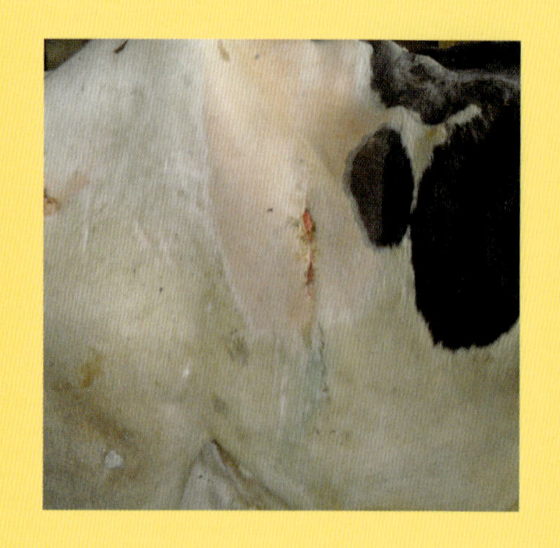

訪問理由

予定より4日早く分娩した牛の採食が止まったので，農家が獣医師に往診を要請した。

稟告

分娩は正常で，胎盤も排出された。しかし，予想どおり，乳生産量が増加してこなかった。当該牛は1日に3回搾乳され，乳生産量は記録されていた。したがって，農家は以前のデータと比較して生産量のわずかな減少に気付いた。

当該牛のデータシートには体温や畜主による治療のプロトコールが記載されていた（表1）。

追加の情報

当該牛は，集約的な農場で飼われており，砂の牛房に入っていた。2009年より1日3回搾乳が導入された。飼料は，ミキシングフィーダー車（スペインでは，Unifeed cart とよぶことがある）で配られていた。分娩後の期間に緊密にモニタリングが実施されており，毎日関連データが記録されていた（表2）。本農場では，分娩前の群編成はしていなかった。2産目における泌乳期間の長さ（461日間）に注目すべきである。結果として，次の分娩までの分娩間隔が523日間になっている（表2）。当該牛は，2産目で目覚ましく生産し，62日という適正な乾乳期間を保った。本農場では，2009年の4月より2回搾乳から3回搾乳に移行した。次の3産目の泌乳期間は標準的（329日間）であり，1日当たりの平均乳量は非常に良好であった（49 L/日）。しかしながら，続く乾乳の期間は過度に長かった（119日間）。これは牛が予定よりも早めに泌乳を止めたためである。すなわち，大腸菌性乳房炎が分娩から104日目に認められ，その後，慢性化し，乳生産量が突然低下した。そのため，予定されていたよりも早期の乾乳となり，乾乳期間は119日間となった。

検査と診断

検査後にLDAと診断された。

表1　分娩後のデータシート

分娩後のデータシート		
牛の ID No.：2083 分娩年月日：2012年3月20日		観察 正常分娩　胎盤排出
日	臨床データ	取られた措置
分娩後1日目	朝の体温：37.8℃	カルシウム剤の静脈投与 24時間後再投与
	午後の体温：38.0℃	プロピレングリコールの経口投与とビタミン複合体（1日当たり）

表2　生産データシート

生産データシート									
牛の ID No.：2083									
産次数	生年月日	TDR	泌乳開始年月日	DM	泌乳終了年月日	乾乳日数	実生産量	CI	L/日
1	2006年8月9日	715	2008年7月24日	306	2009年5月25日	58	7,470		24
2			2009年7月23日	461	2010年10月27日	62	18,869	364	41
3			2010年12月28日	329	2011年11月22日	119	16,024	523	49
4			2012年3月20日	1				448	
計		715		1,097		239	43,353		39.5

TDR＝総育成日数　DM＝泌乳日数　CI＝分娩間隔

治療

LDAは合併症を伴っておらず，外科的に整復された（図1）。術後にブドウ糖とビタミンBが静脈投与された。NSAIDが手術当日とその翌日に処置された。抗生物質（ペニシリン，ストレプトマイシン）も4日間投与された。

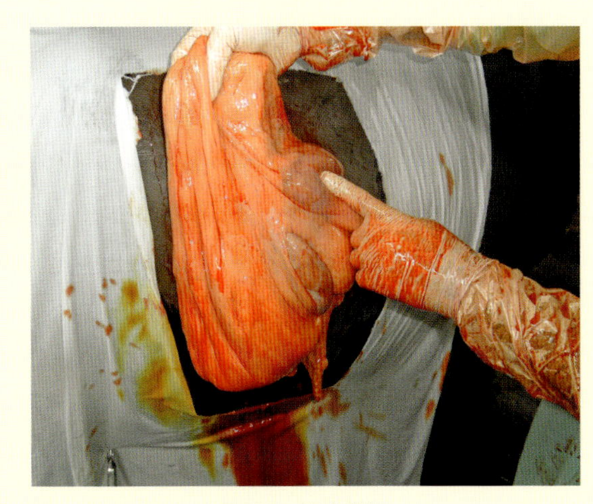

図1　外に出された幽門部（括約筋）

経過と予後

当該牛は2日間観察下におかれ，最終的に十分な回復がみられた後に群に戻された。その後の検査では，ケトン尿症の症状もみられず，体温や乳生産や採食行動も正常であった。本症例では，関連性のある牛や生産データが当該牛のデータシー

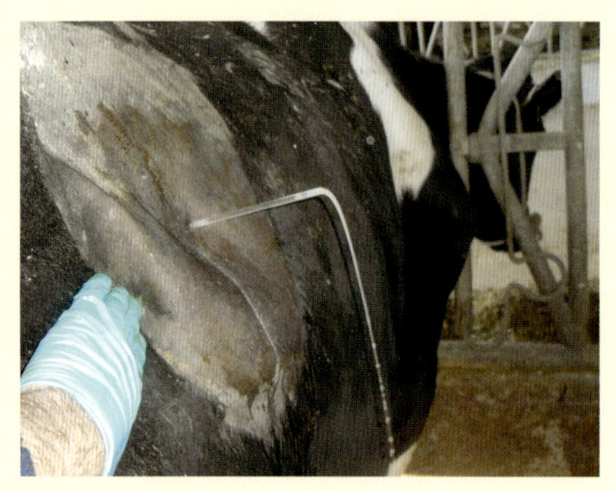

図2　膿瘍が疑われた症例。本症例のレポートに記載したように迅速に検査を実施すべきである。

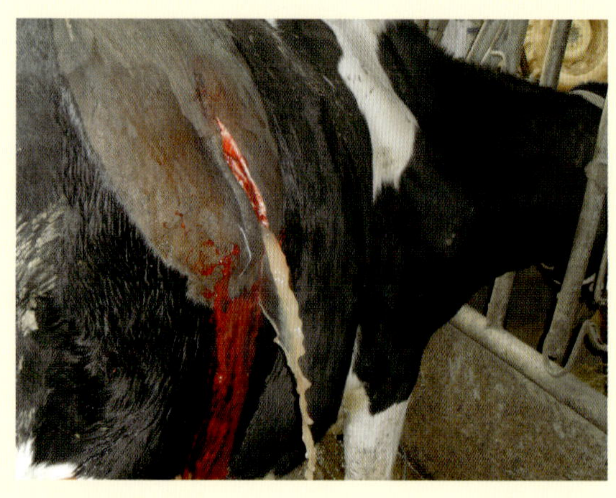

図3　膿瘍を切開した後，内容物を排出し，組織の残屑を洗い流した。

トに記録されていた。

当該牛の経過は，記録データが明示したように満足のいくものであった。しかしながら，終診してから20日後に，獣医師は再度往診を要請された。理由は，当該牛の乳生産量が頭打ちとなり，わずかに低下したからであった。検査をしたところ，外科手術の創傷部に膿瘍が発見された（図2）。体温は39.9℃であった。

外科的処置に入る前に鎮静処置をして，膿瘍の周囲を消毒した。膿瘍をメスで切開し，排膿後，あらかじめ沸騰させておいた温かめのお湯やヨード剤で洗浄した。排膿をするために，傷口は最終的に開放のままとした（図3）。NSAIDは3日間投与された。農家は，さらに7日間，前述のように傷の処置を継続した。膿瘍が回復するにつれて，牛の状態は改善され，乳生産量は増加した。

表3は乳生産量の変化と分娩後に発生した疾病を示している。

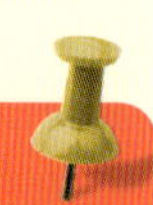

症例のポイント

術後の合併症はいくつかの理由から比較的頻発する：第1の理由としては，縫合に用いられている素材の有機物に対する生体の拒絶反応であり，第2の理由としては，手術を実施している際に衛生的あるいは消毒の不備があることが挙げられる。最適には及ばない環境下で手術する多くの獣医師は，結果として手術自体はうまくいくが，このような重要な配慮を無視すべきではない。どの症例においても，合併症の早期検出や迅速で決断力のある臨床行動は，手術を成功に導く最良のアプローチとなる。

表3　分娩後における毎日の生産データの要約

LDA（3日目）

分娩後日数	1			2			3			4			5		
搾乳	AM	MD	PM	AM	MD	PM	AM	MD	PM	AM	MD	PM	AM	MD	PM
乳量(L)	9	6	8.6	9.2	8	8.2	8.6	6.6	7.2	8.8	5.2	7.6	9.2	6.8	8.2
合計乳量(L)		**23.6**			**25.4**			**22.4**			**21.6**			**24.2**	
体温(℃)		37.8		37.8			38.3			38.2		39.2		38.5	

分娩後日数	6			7			8			9			10		
搾乳	AM	MD	PM	AM	MD	PM	AM	MD	PM	AM	MD	PM	AM	MD	PM
乳量(L)	11	7.8	9	12	8.6	10	11.2	10.6	11.8	13.8	10.0	11.6	13.4	10.2	12.2
合計乳量(L)		**27.6**			**30.6**			**33.6**			**35.4**			**35.8**	
体温(℃)	30.2	38.6		39.3			39.5			39.3			39.9		

分娩後日数	11			12			13			14			15		
搾乳	AM	MD	PM	AM	MD	PM	AM	MD	PM	AM	MD	PM	AM	MD	PM
乳量(L)	14.6	10.4	12.0	14.8	9.6	12.6	14.8	10.2	12.6	15.0	12.0	12.0	14.8	11.2	12.8
合計乳量(L)		**37**			**37**			**37.6**			**39**			**38.8**	
体温(℃)	39.4														

分娩後日数	16			17			18			19			20		
搾乳	AM	MD	PM	AM	MD	PM	AM	MD	PM	AM	MD	PM	AM	MD	PM
乳量(L)	15.0	10.4	12.4	15.8	12.2	13.0	16.4	11.6	14.2	16.6	12.0	13.0	16.0	11.0	13.6
合計乳量(L)		**37.8**			**41**			**42.2**			**41.6**			**40.6**	
体温(℃)															

膿瘍治療（21日目）

分娩後日数	21			22			23			24			25		
搾乳	AM	MD	PM	AM	MD	PM	AM	MD	PM	AM	MD	PM	AM	MD	PM
乳量(L)	14.8	10.2	13.0	14.0	10.4	14.8	16.8	11.8	13.6	16.4	11.8	13.6	16.4	11.2	13.6
合計乳量(L)		**38**			**39.2**			**42.2**			**41.8**			**41.2**	
体温(℃)		39.0		39.4	38.4		39.3			39.2				38.9	

分娩後日数	26			27			28			29			30		
搾乳	AM	MD	PM	AM	MD	PM	AM	MD	PM	AM	MD	PM	AM	MD	PM
乳量(L)	17.0	10.2	13.2	17.6	12.2	15.2	17.0	12.8	16.0	17.8	14.2	15.2	19.8	13.2	14.6
合計乳量(L)		**40.4**			**45**			**45.8**			**47.2**			**47.6**	
体温(℃)					38.7										

AM：朝　MD：正午　PM：午後

ケース4

乾乳期における牛どうしの社会的な関係

牛の概要	
年齢	5歳
産次	3産
生産ステージ	分娩後2日目

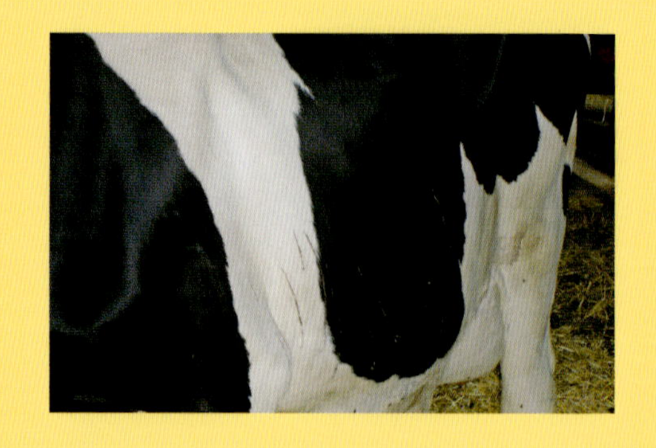

訪問理由

分娩後の胎盤停滞があり，獣医師に往診の要請があった。当該牛は予想分娩日の1週間前に分娩した。

稟告

当該牛は予定の1週間前に分娩し，胎盤停滞を起こした（図1）。稟告を聞いている際，獣医師は，乾乳牛のスペースに経産牛以外に除角していない未経産牛も飼養されていることに気付いた（図2）。農家によると，未経産牛はときどき経産牛に対して攻撃的になるということであった。

検査と診断

胎盤停滞は視診にて確認された。体温は39.0℃であった。尿検査および他の検査に関してはすべて正常であった。

治療

分娩2日目から治療が開始された。抗生物質（セフチオフル）を24時間おきに6日間，NSAIDを24時間おきに3日間実施した。天然のプロスタグランジンが4，8，12，22日目にそれぞれ投与された。

経過と予後

当該牛は2日おきにモニタリングと再診が行われ，経過は良好であった。第9病日目に自発的に全胎盤が排出された。分娩後20日目の検査と同時に，子宮洗浄が予定された。

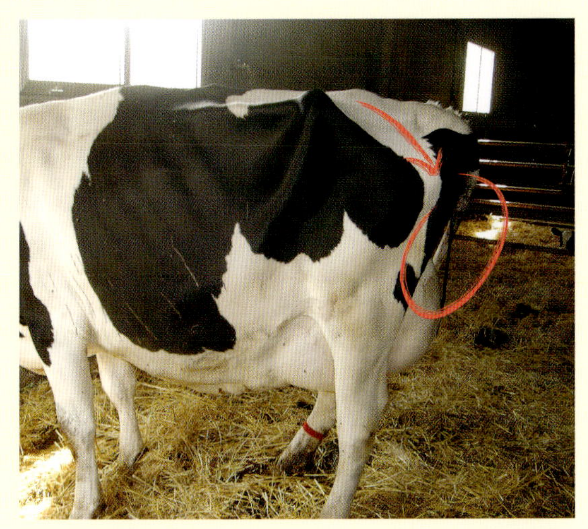

図1　肋骨の部分に角による傷跡がみられる。胎盤組織も目視される。

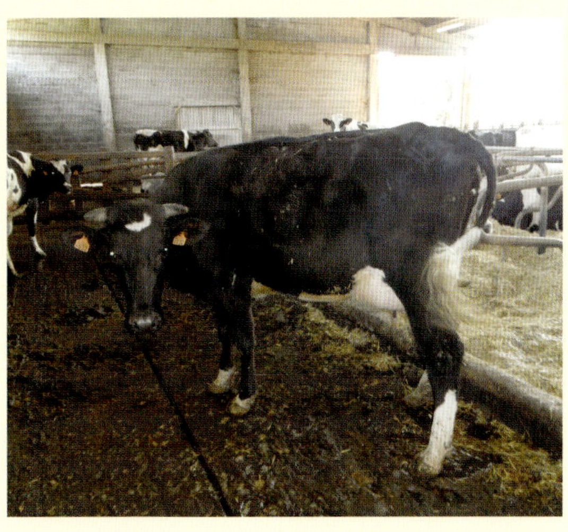

図2　牛の除角をするべきである。特に，除角していない牛を泌乳期群に入れると危険である。

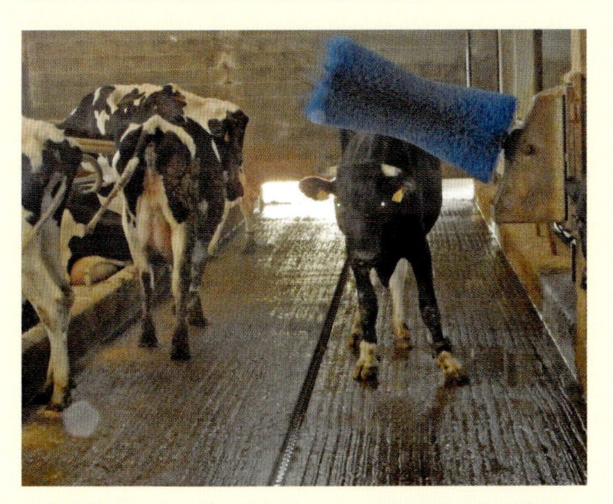

図3　抗ストレスブラシを使っている角のある未経産牛。

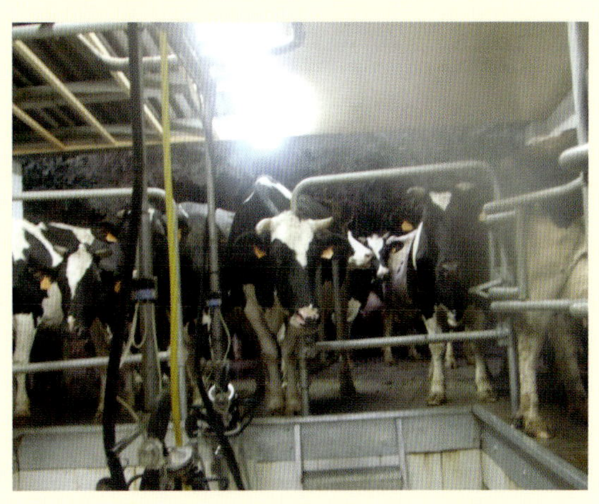

図4　ウエイティングエリアにいる角のある経産牛。

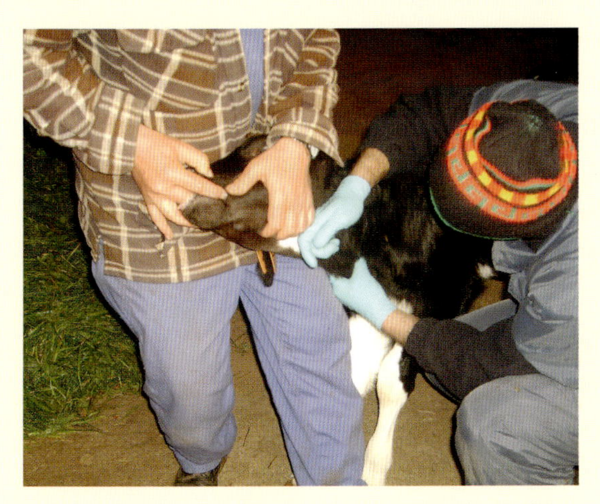

図5　除角の際は，採用する方法にかかわらず，まず初めに鎮静処置をすべきである。

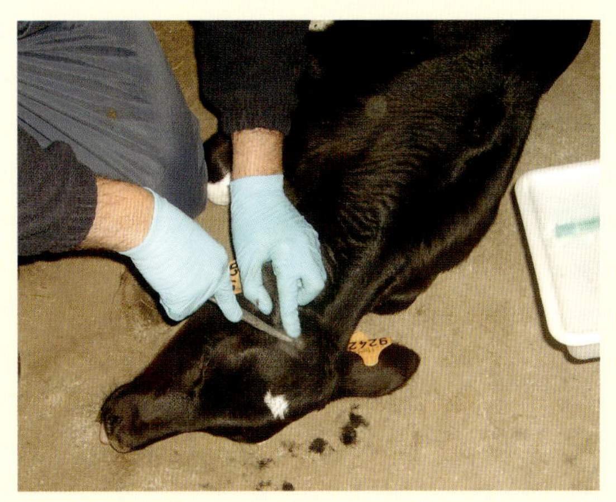

図6　除角の最適な日齢は生後15～30日であり，処置も簡単で扱いやすい。

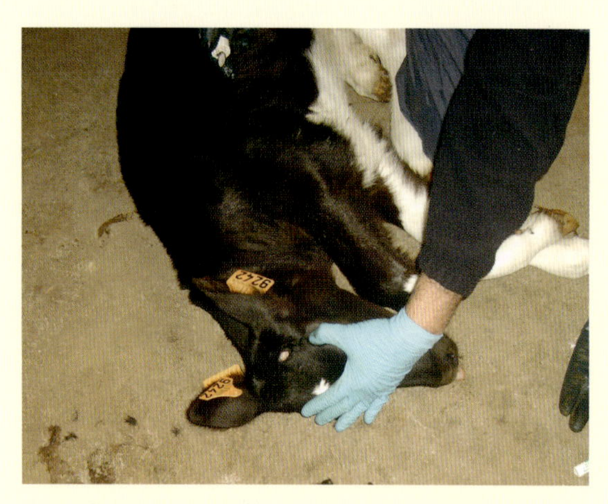

図7　若いうちであれば，角の伸びた部分を取り除くことも簡単にできる。

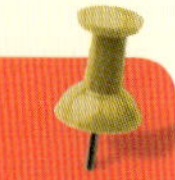

症例のポイント

除角の推奨日齢（15～30日齢）を超えて，まだ除角されていない牛は，このケーススタディのように，その後問題を引き起こす可能性がある。このような見落としは，些細なように思われがちだが，施設での飼養において，健康や福祉の面から非常に重要なことである（図4）。この問題の解決法としては，適切な日齢に，適切な方法で除角を励行することである（図5～7）。

ケース 5 初産牛の会陰裂傷

ケース5.1

不完全な会陰裂傷

牛の概要	
年齢	27カ月齢
産次	1産（25.5カ月）
生産ステージ	泌乳47日目

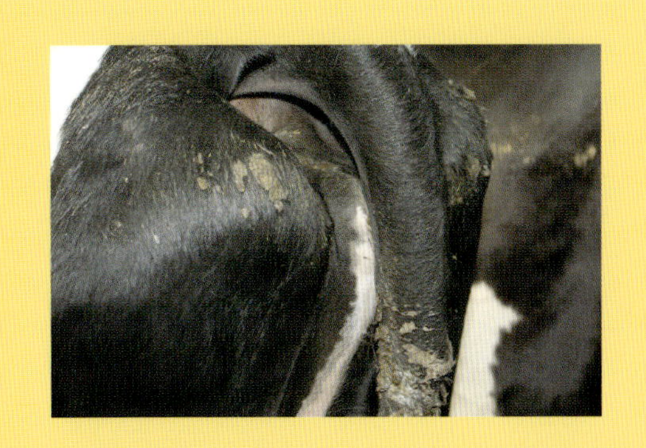

訪問理由

農家は，時折，当該牛が横たわっている牛床に白い粘液を見つけており，尾の上部基部にそれが付着していることに気付いた。

稟告

当該牛は藁のベッドで分娩しており，分娩の間は横たわっていた。補助者は子牛の頭を引き出したが，他の点では，分娩は正常であった。

検査と診断

当該牛において，外陰部の縦軸は中心線からはずれており，実際は水平寄りとなっていた（図1）。生殖器の内診によって，拡張した腟を持ち，白い粘液を伴っている気腟であることが判明した（図2）。腟前庭部の裂傷はなかったが，会陰の内壁は希薄となっていた。

本症例は分娩後16日目に診断された。それゆえに，子宮が完全に退縮し，状態を再評価できる

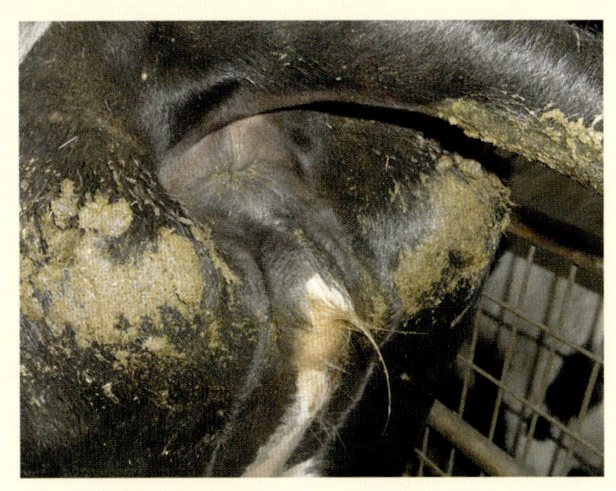

図1　陰門の縦軸が垂直よりも水平寄りになっている。このような状態が，気腟を促進している。

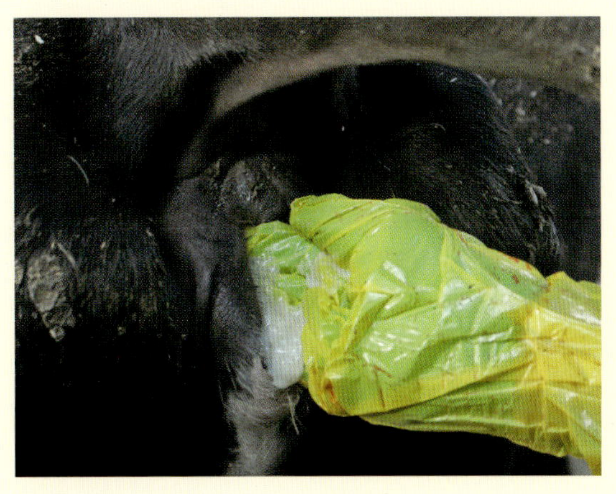

図2　検査によって白い粘液が確認された。これは，空気が侵入することによって腟の分泌液が絶えずかき混ぜられて形成されたものである。

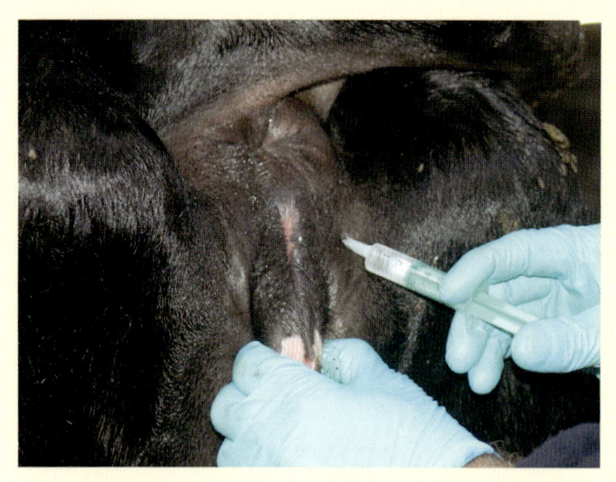

図 3　硬膜外麻酔を行い，次いで，皮下に局所麻酔を施した。

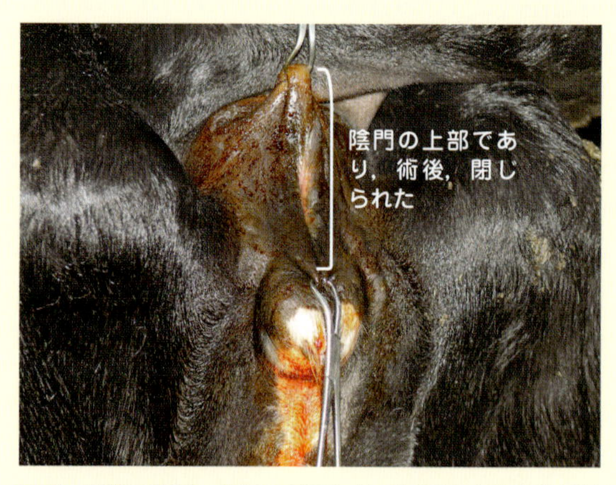

図 4　手術の領域。気腟の補正には，陰門の上部半分が対象となった。一方，開口部は腟腔に対して正常に保たれていた。

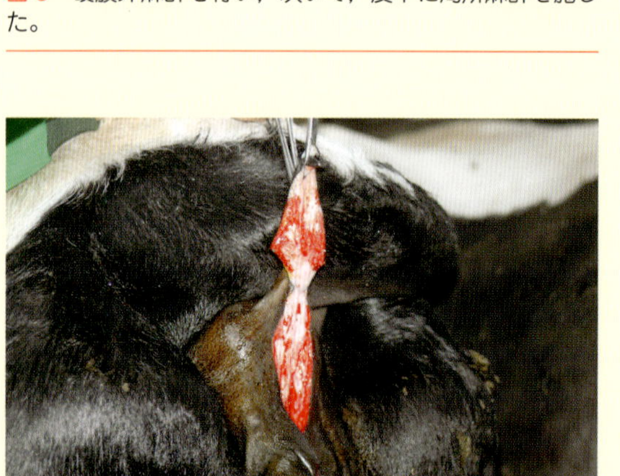

図 5　希薄な領域から排除された組織の一部。縫合領域を強化するために斜めに切開し，深部の組織を精査した。創面の縁を結合することで，結果としてより強固な内腔壁となり，垂直な開口部が形成される。

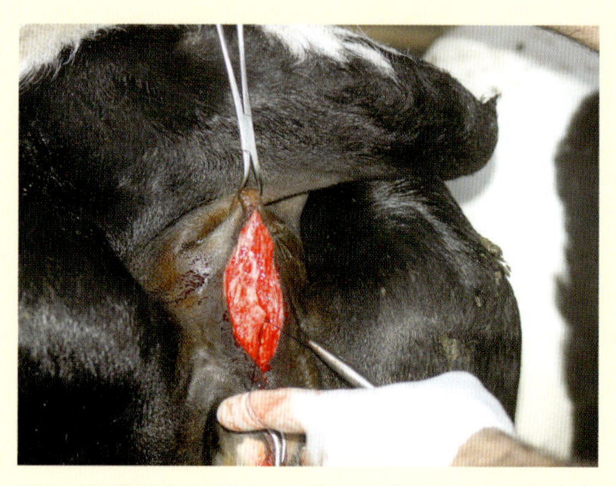

図 6　連続縫合の開始。合成ポリグリコネート縫合糸 40 ㎜，1/2 強弯角針が使用された。

ようになるまで待つことになった。その後，最初の診断が確認され，再建術を実施することが決まった。

治療

会陰部の脆弱な組織を固定して強化するために，矯正的な固定術の変法を実施した。この技術は腟の上部を斜めに切開するもので，内腔を短く詰めて，患部をより垂直になるように固定するものである。陰門が水平になっている場合，通常の矯正的な固定術では腟に空気が入るのを防止することができない（図 3〜12）。抗生物質の投与は必要ではない。

経過と予後

一般的に，このタイプの手術の予後は良好である（図 13）。

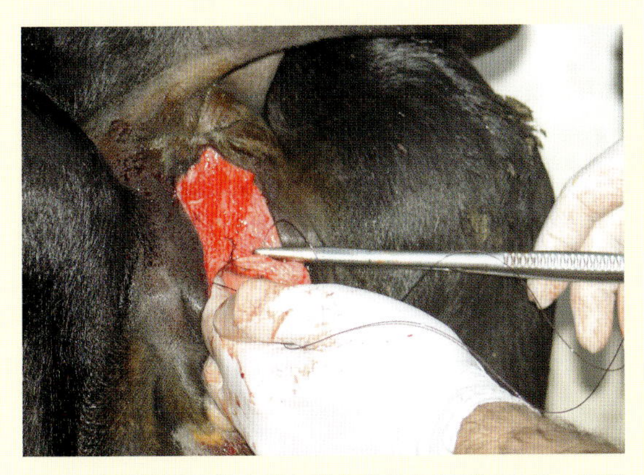

図７　皮下組織の第１層を頂上部から底部に向かって鉗子まで，遠近（far-near）縫合した。その際，術後にどのように陰門の上部を形づくるべきか，その範囲を定めて実施した。縫合が下ってきた時，腟腔の方向に向かって隆起線を形成した。この縫合部分によって腟の上部が閉じられた。なお，腟粘膜に針を突き通すことのないように十分注意した。

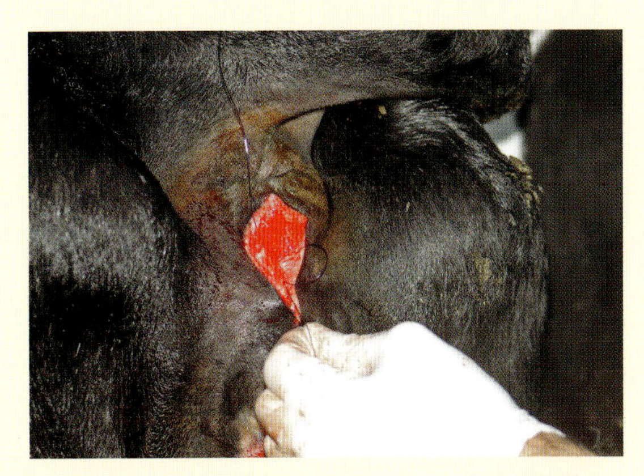

図８　縫合が切開部の底部に到達した後，今度は閉鎖のために底部から上部に向かって皮下組織が縫合された。

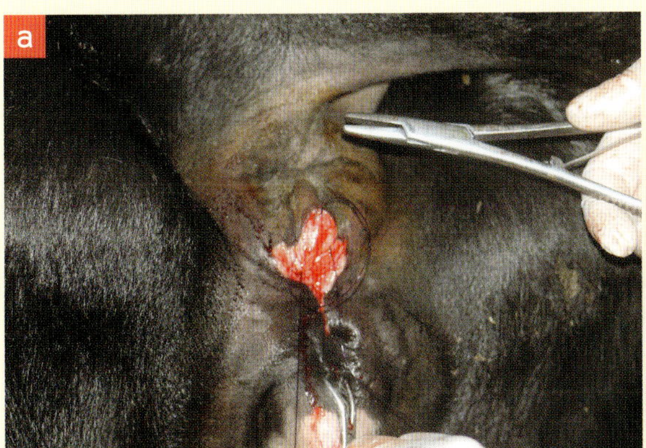

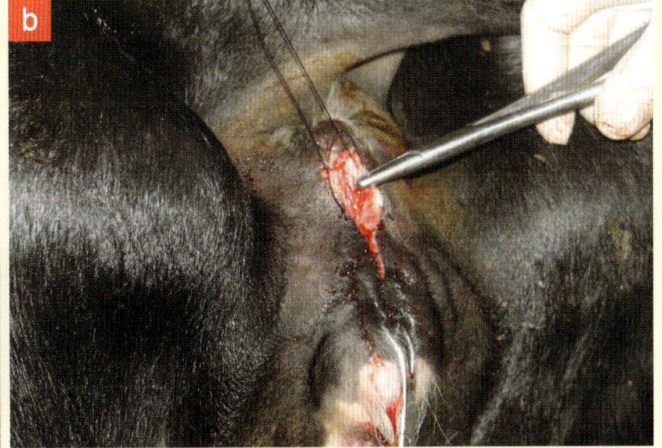

図９　縫合が切開部の頂上部まで達した後，皮下組織の閉鎖状態を強固にするために，再度，下に向かって縫合が続けられた。

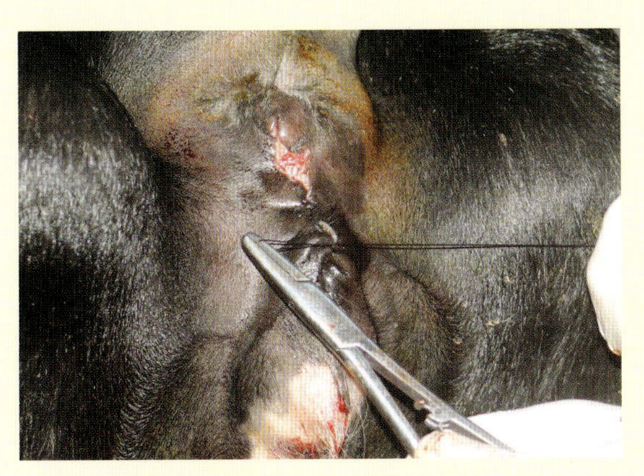

図10　皮膚の閉鎖をするために底部から上部に向けてＵステッチで縫合された。最終的に縫合糸は結紮された。

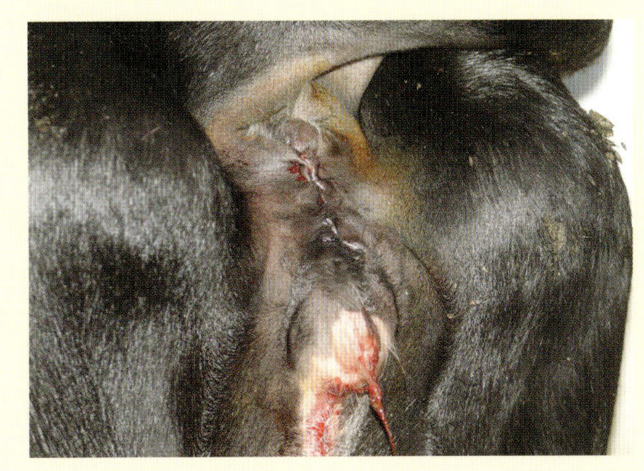

図11　Ｕステッチで使われていた縫合糸で創口の頂上部が閉じられた。

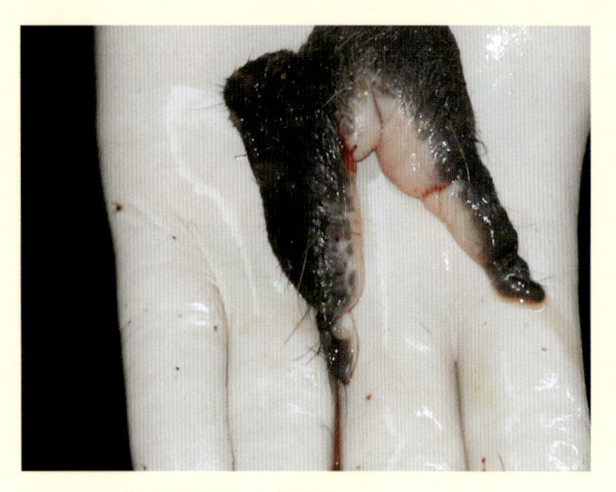

図 12　手術で切除された組織片。

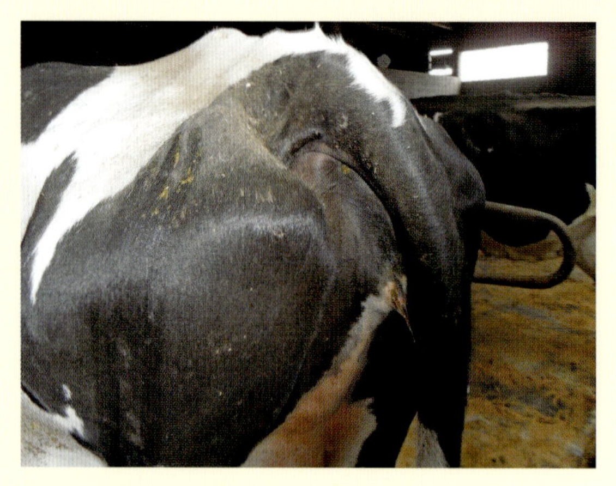

図 13　術後 100 日目。経過は良好である。

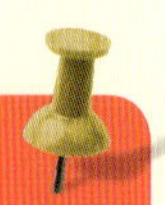

症例のポイント

初産の分娩を経験した牛は，ほぼ正常な分娩であっても，しばしば会陰の裂傷を経験する。これは，初産牛の生理的な特徴による。すなわち，腟の開口部における幅の問題である。

これらの牛は，まさに乳生産をはじめたばかりであり，その農場の将来を代表するものである。しかし，彼らはまだ経済的な利益を供給していないので，獣医師は矯正的な処置をアドバイスしたり，実際に実行したりする際には十分に注意して対応しなければならない。最近乳生産を開始したことも将来の妊娠についても，どちらも妥協する余裕はない。通常，分娩に成功し 2 度目の妊娠が確認されるまでは，まだ経済的な利益を生み出しているとは言えない。

このような避けられない状況によって引き起こされる損失を最小限にするために，分娩した牛を密にモニタリングすることが推奨されている。特に，初産分娩牛にとって重要である。これらの症例では，早期診断と迅速な対応が重要であり，そうすることが，牛のその後のしっかりとした成長や有益な泌乳，妊娠に結びつき，結果として農場の全体的な生産性の改善につながる。

ケース5.2

完全な会陰裂傷

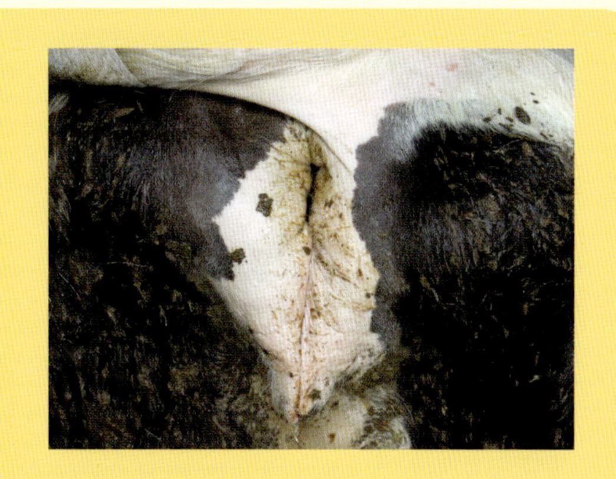

牛の概要	
年齢	25カ月齢
産次	1産
生産ステージ	泌乳25日目

訪問理由

25日前に分娩した初産牛が食べないことを農家が心配していた。当該牛は非常にイライラしており，絶えず緊張していた。

稟告

正常に分娩した後，会陰が大きく裂傷していることに農家が気付いた。なお，農家は分娩に際して，子牛の頭部の娩出介助を行っていた。獣医師は往診の要請を受け，分娩したその日に創口を縫合した。当該牛は数日間良好な経過をみせたが，農家は，その裂傷部が再び牛を困らせていることに気付いた。

検査と診断

分娩によって会陰部組織が裂傷を受けて，完全になくなっていることが検査によって判明した。分娩当日の縫合の残りが認められた。診断としては，完全な会陰裂傷であり，結果として総排泄腔が形成された（図14）。

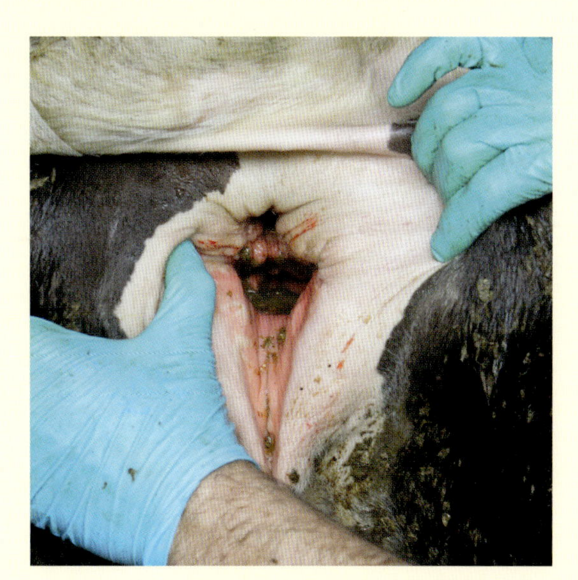

図14　陰唇が分離しており，裂傷の深さを物語っている。総排泄腔が形成されている。膣のなかに糞便の残りがみられる。

治療

分娩から25日経過し，総排泄腔の形成によって牛が非常にイライラしていたので，遅滞なく処置を行うことが決定された。再建術は裂傷を受けた会陰を修復し，総排泄腔の状態を改善するために実施された。この外科手術の目的は，総排泄腔の状態を改善して，適切な会陰を形成するために

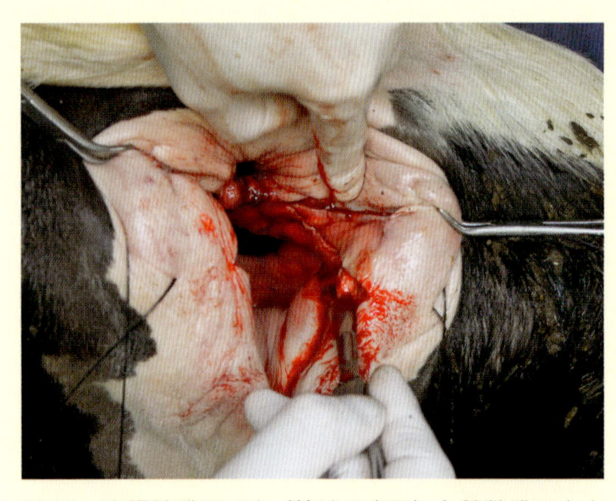

図 15　直腸粘膜の下方（管腔の底面）と腟粘膜の上方（直腸側）を形成するために裂傷の最深部において切開が施された。切開部は三角形であり，直腸粘膜と腟粘膜が交わっている頂点部が内方に向いている。また，その底部は外方に面しており，新しい会陰が形成される部分となっている。

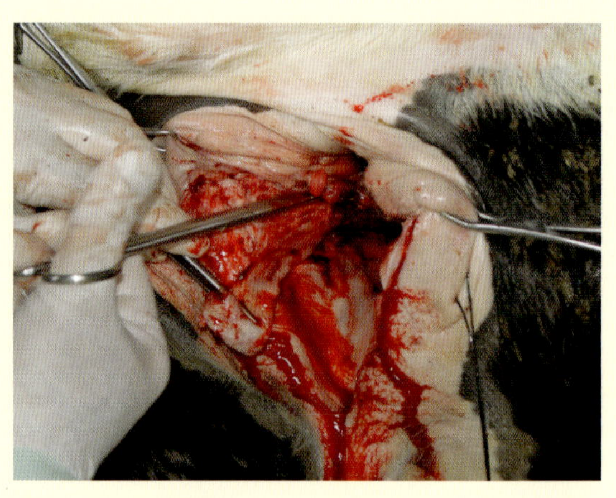

図 16　メスで切開された部分の組織は，新しい会陰の深部の層を担う所を明確にするために詳細に吟味された。術中，たびたび生理食塩水で洗浄された。

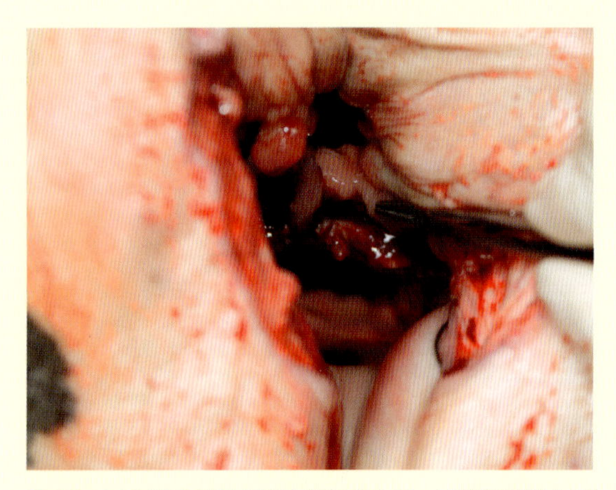

図 17　三角形の創口の頂点部において，直腸粘膜は上部で，腟粘膜は下部であることに注目。二つの粘膜の間が皮下組織であり，それは，二つの開口部間の分離している部分に当たり，その部位が再建された。この新しい隔壁は外部に向かう最深部の層から最表面に向かって（すなわち，三角形の創口の頂点から底部に向かって）再建された。

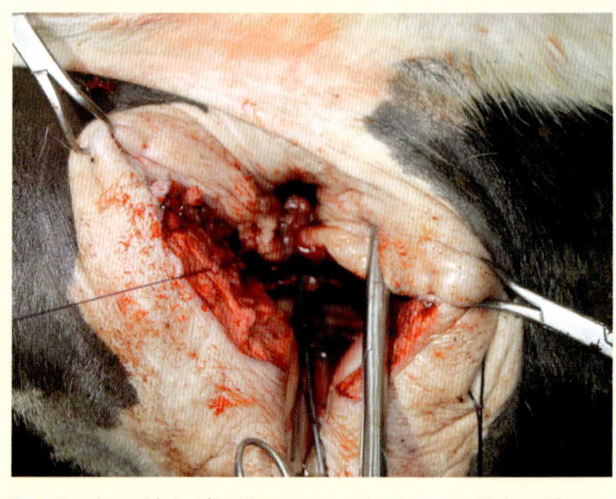

図 18　腟の縫合が開始された（2 ステッチ縫合，残りの糸を維持しながら）。次に，直腸粘膜に連続縫合が実施された（2 ステッチ縫合，残りの糸を維持しながら）。最終的に縫合は中間の組織へと進み，会陰が形成された。

古い組織を排除して，新しい組織の隔壁をつくることであった（図 15～24）。

この処置をはじめる最初のステップとして，深部の皮下組織（両陰唇と会陰裂傷領域）における局所麻酔はもちろんのこと，硬膜外麻酔も施された。手術を開始する前に術野を洗浄し，直腸検査手袋に折りたたんだタオルを入れて，直腸に挿入した。これは，術中の糞便の排出を防止する目的で実施された。

ポリグリコネート 2-0 の縫合糸と角針を用いて，直腸と腟粘膜に連続の U ステッチ縫合を行った。新しい会陰部の皮下組織での縫合には，

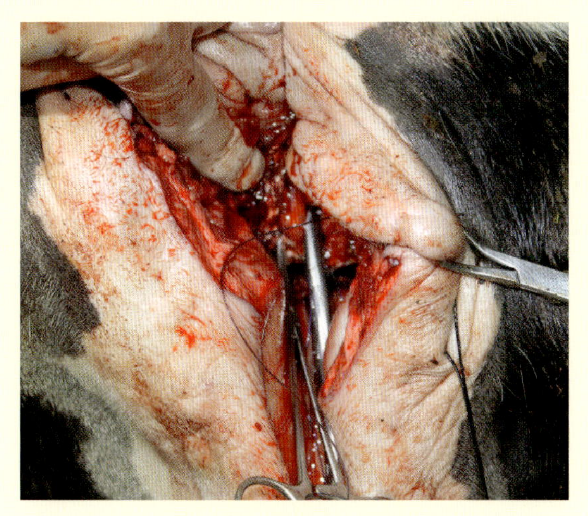

図19　2つの粘膜の間にある会陰の深部層を引き出すために最初に単結節縫合が行われた。

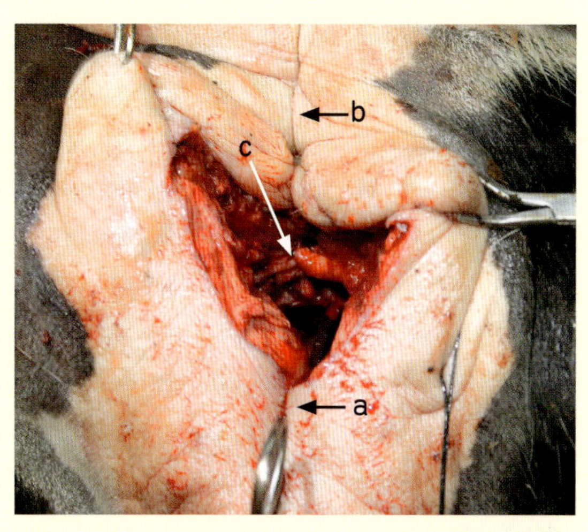

図20　手術のこの段階において，3つの異なる縫合が観察される。すなわち，腟の上部における連続縫合で，モスキート鉗子で端が確保されている部分（a），直腸粘膜における連続縫合で，手術助手によってその端が保持されている部分（b），会陰部の深部において最初の結節縫合が実施されている部分（c）。

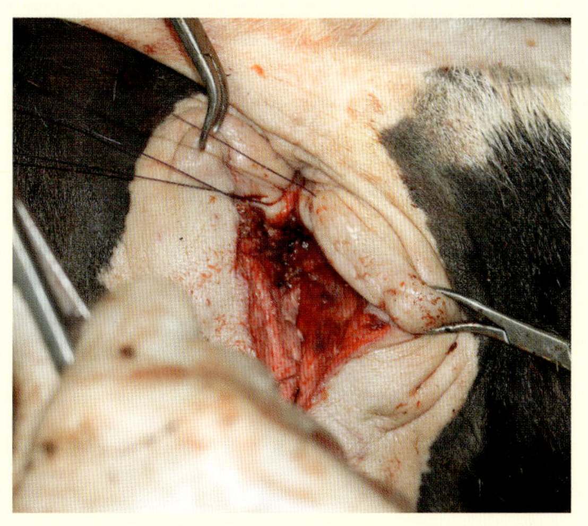

図21　直腸粘膜において連続のUステッチが継続された。皮下組織の閉鎖に注目。会陰組織に対して施した結節縫合と接触した所で，腟の上部は最終的に閉じられた。

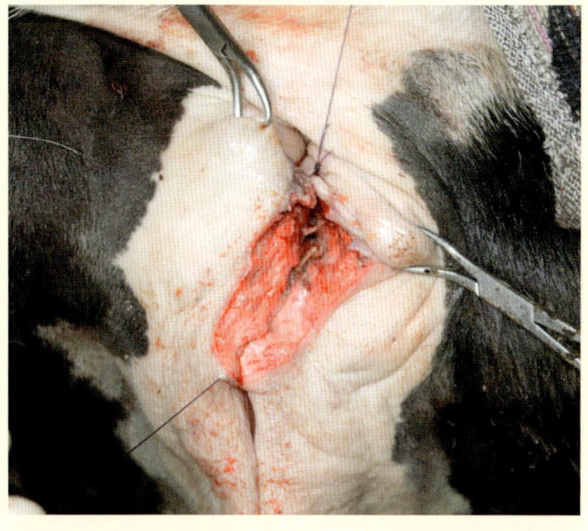

図22　手術の最終段階において，直腸粘膜と腟粘膜の縫合は完了した。会陰組織の縫合が終了するまで，テンションは維持された。

最初の結節縫合のためにポリグリコネート2-0の縫合糸と角針が使われた。クロム・フレキシガットの無外傷性針を使って皮下組織の最も浅薄な部分が縫合され，これには，結節縫合が用いられた。縫合においては，頑丈な会陰部を形成し，瘻管をつくらないために，切開部を十分に閉じることが重要である（各縫合において良好な接合を確認する）。抗生物質の投与は必要ではない。この場合，NSAID（フルニキシンメグルミン）が3日間投与された。

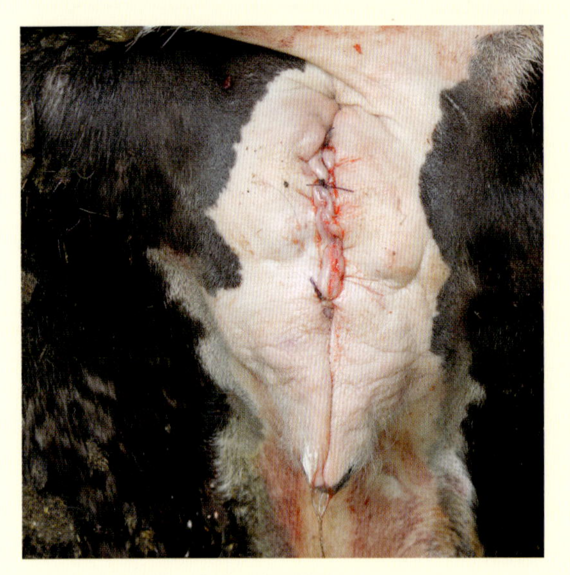

図 23　術後直後の会陰再建の結果。

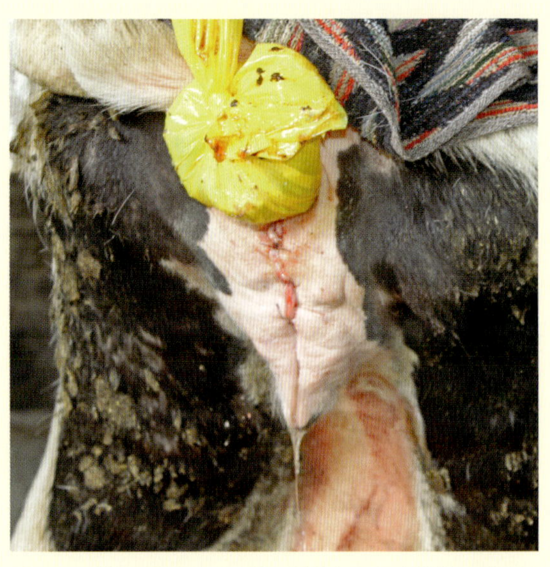

図 24　手術の開始時に直腸に挿入された直腸検査手袋は除去された。術後に，形成された新しい開口部，直腸粘膜や腟粘膜の閉じ具合について検査した。

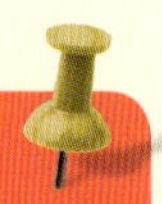

症例のポイント

初産牛では，腟前庭部が狭いので小さな子牛を娩出する時でさえ，難産になる傾向がある。本症例の場合，分娩前に会陰切開術を実施することによって問題を回避することができたであろう。しかし，農家は分娩が複雑になることを予想できず，獣医師に連絡を取らなかった。

この外科手術の結果として生ずる組織の浮腫はよくないことではあるが，もし問題が発生後に直ちに手術が実施されていれば，骨の折れる仕事にはならない。どの症例においても，著者らは早期に対応すること，そして常に農家に処置の賛否に関して助言することを推奨している。

完全な会陰裂傷は珍しい症例である。しかしながら，この状況に直面した時，専門家であれば，少なくとも必要な外科技術に関して理論上の理解をしていなければならない。この種の再建術については，未経験で試みるべきではない。

経過と予後

術後，当該牛における緊張は著明に改善され，十分なリラックス状態が認められた。なお，術後4，11，21，34 日目に検診した（図 25～28）。

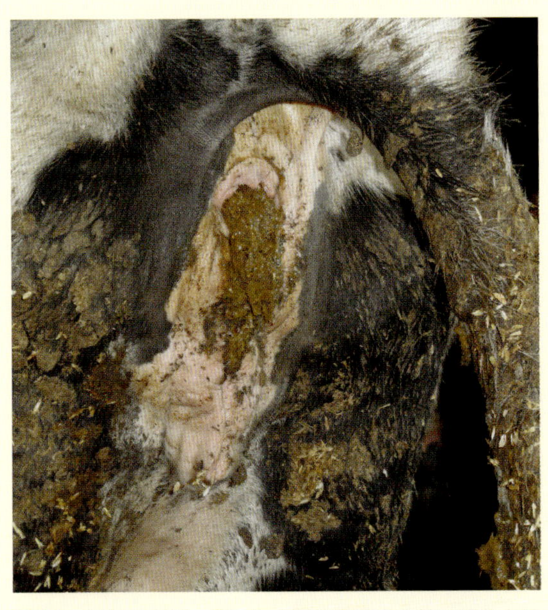

図 25　術後 4 日目。新しい会陰の垂直方向性は明らかである。

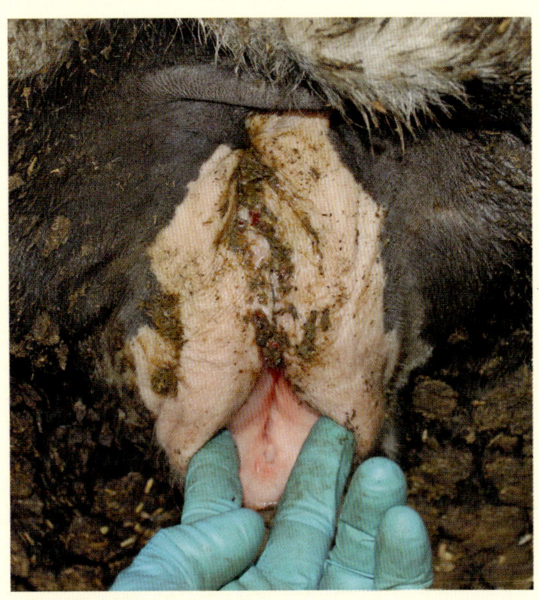

図 26　術後 11 日目。組織の炎症がなく，経過はとても良好である。

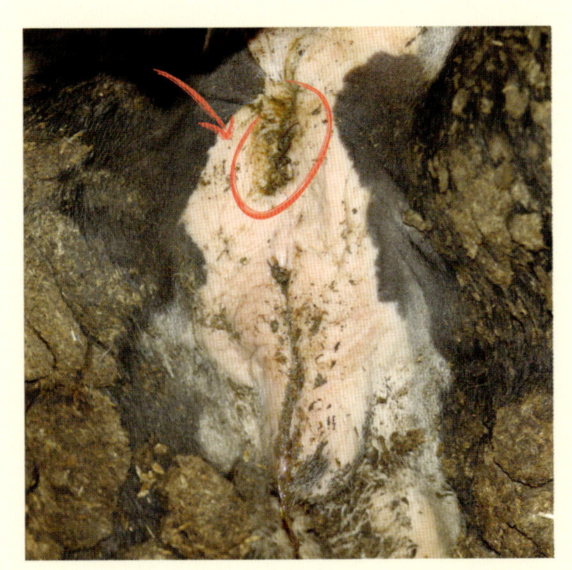

図 27　術後 21 日目。直腸の縫合糸の残りがみられるが，会陰部の糸の再吸収はすでにはじまっていた（中央の割れ目部分）。

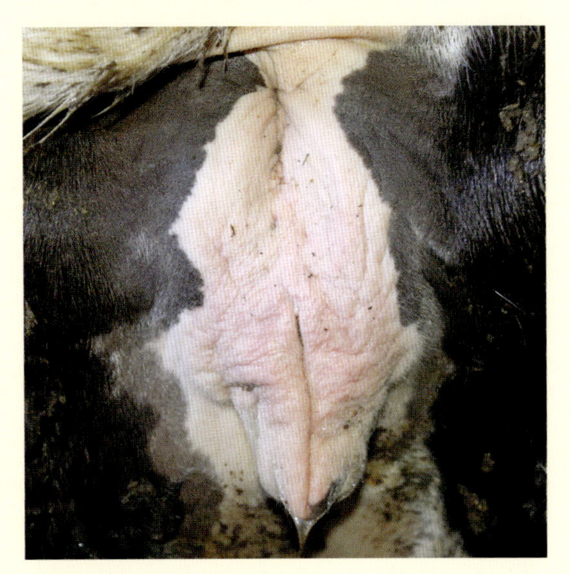

図 28　術後 34 日目。腟と直腸をもう一度検査した。瘻管の形成はなく，完全に治癒していると判断され，当該牛は解放となった。

ケース6

多因性の繁殖障害～アナプラズマ症による合併症を伴った症例～

牛の概要	
年齢	7歳
産次	4産
生産ステージ	泌乳3日目

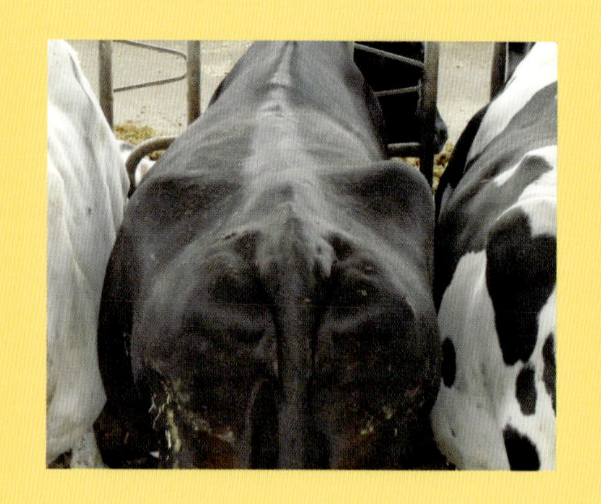

訪問理由

当該牛は2日前に分娩したが気力がなく，体温も低く，膁部が窪んでいることから獣医師に往診の要請があった。農場がすでに妥当なプロトコールに沿って適切な薬剤を投与していたが，改善がみられなかった。

稟告

当該牛は4産目であり，乾乳期間は100日間であった。乳生産量が高いにもかかわらず，分娩間隔は非常に長かった（600日以上）。これが当該牛の乾乳期間が非常に長かったことの理由にもなっている。乾乳期および分娩前後におけるボディコンディションスコア（BCS）は一般的なスコアよりも高かったが，急な変化はなかった（BCS＝4）。

注目すべきポイントとして，本農場では，単一の牛群編成となっており，そのために泌乳の終わりの時期でも泌乳初期と同様の飼料が給与されていた（図1）。

分娩は正常であり，胎盤の排出も適正であった。農場のプロトコールに従って，分娩当日にカルシウム剤が2回（朝と夕方），分娩後すぐにカルベトシン（オキシトシン誘導体）1回がそれぞれ静脈注射された。

翌日，当該牛の皮温が冷たく，ケトン尿（尿ケトン検出用スティック使用）が認められたので，50％グルコースと一緒にカルシウム剤が再投与された。

検査と診断

分娩後2日目に，獣医師が診察した際，当該牛の体温は38.0℃，皮温は冷たく，膁部が窪んでおり，ルーメン運動は微弱であった。その時の乳量は，1日当たり26.6 Lであった。血中ケトン体濃度としては，β-ヒドロキシ酪酸濃度（BHB）（正常では1.2 mM>）が3.6 mMであった。

稟告および農場側での治療状況を踏まえて，肝臓の脂肪化を伴った低カルシウム血症と診断された。また，高度ケトン血症と治療不耐性も示された（図2）。

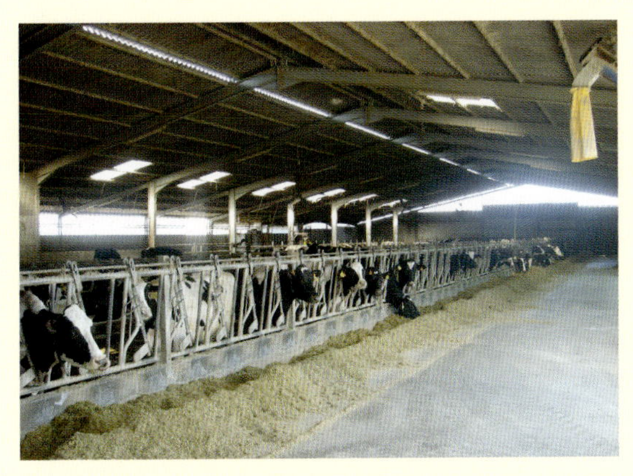

図1　スペインのカンタブリア沿岸における中型サイズのほとんどの農場では，単一の牛群編成となっている。すなわち，牛のステージにかかわらず，同じ飼料設計の飼料が給与されている。

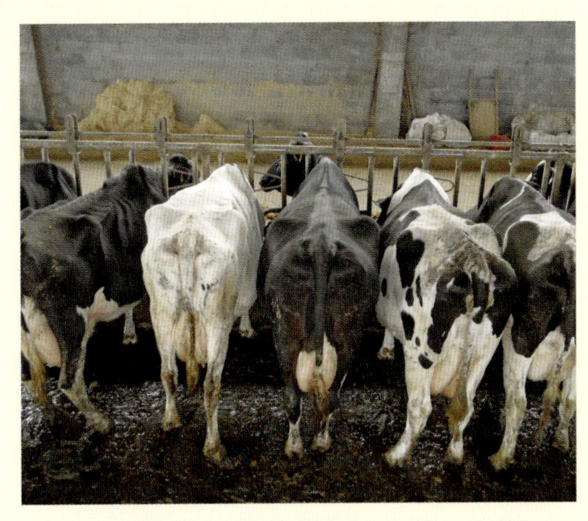

図2　牛が予想よりも遅く妊娠することがあった場合，このことが悪循環をつくり出してしまう。結果的に，分娩後に連続して，あるいは同時に疾病が引き起こされることがある。この現象は，特に単一の牛群編成の農場においてよくみられる。この形態では実際のエネルギー要求量と飼料摂取との間の違いがより際立ってしまうからである。このような理由で，ボディコンディションスコアの非常に異なる牛が同じ牛群内にみられる。

治療

最初の訪問（分娩後2日目）において，グルコース，フルクトースやアミノ酸（アセチルメチオニンとアルギニン）と同様にカルシウム剤（その日の朝に静脈投与）による治療がはじめられた。利胆薬（メンブトン，フェノキシ-2-メチル-2-プロピオン酸ナトリウム塩）やビタミンB複合体も投与された。

午後に再度診察したところ，LDAが疑われた。朝にみられた所見とともに，高度ケトーシス状態も持続していた。獣医師は，再度，前述と同様の治療を実施した。

翌日（分娩後3日目），獣医師は農場を訪問し，再度診察を行い，以下の臨床所見を確認した：意欲沈衰，体温37.6 ℃，膁部の陥凹，ルーメン運動廃絶，糞便少量。血中BHBは3.1 mMであった。加えて，LDAとも診断された。整復手術が実施され，その際合併症は認められなかった。さらに，以下の治療が開始された。

- ブドウ糖，アミノ酸の静脈投与が，12時間おきに，少なくとも4日間実施された。これは，血中BHB濃度が1.6 mM未満になるまで継続された。
- 手術当日，生理食塩水で希釈されたカルシウム剤が12時間おきに投与された。
- 24時間おきにフルニキシンメグルミンが2日間投与された。
- 利胆薬（フェノキシ-2-メチル-2-プロピオン酸ナトリウム塩）が24時間おきに4日間投与された。
- プロピレングリコール（250 mL）が12時間おきに1週間投与された。
- カルニチン，メチオニン，リジンを含んだアミノ酸が経口的に10日間投与された。
- 抗生物質（ペニシリンとストレプトマイシンの組み合わせ）が4日間投与された。

臨床経過

表2に当該牛の臨床過程と関連する生産データを示した。LDAの手術後，乳生産は改善され

たが，2，3日後に再び停滞した。血中BHB濃度をモニタリングした（表2参照）。

明らかに回復してきていたが，分娩後16日目以降，乳生産が連続して低下した。18日目に獣医師は再び応診を要請された。特別な原因検索をすることなしに，当該牛を診察し，反芻は維持されていること，以前に比べて乳生産量は減少しているが1日当たり30Lは下回っていないことが確認された。

乳生産量は分娩後22日目に再び減少した。獣医師によって，頻脈，中程度の疲労，体温39.3℃，粘膜特に外陰部が青白いことが認められた。獣医師は，血液に寄生をする寄生虫を検査するために耳静脈から血液を採取した。2日後，検査から重篤な貧血が示され，*Anaplasma* spp.が検出された。

本ケーススタディのポイントとして，著者からアナプラズマ症について簡単に説明すると，スペイン北部において本症は珍しいが発生の頻度が増加してきている。今回の症例では，臨床症状が明らかになる前に数日間，本病原体が潜伏していたと思われる。

感染症であると疑った日から，血液検査によってアナプラズマ症が確認されるまで，獣医師は以下の治療を指示した。

- 4Lの輸血：泌乳期でBCSが3.5を超えている健康で繁殖に供していない牛を対象に，各牛から1Lの血液を採取。
- オキシテトラサイクリンの静脈投与（24時間6g，10日間）。
- ブタフォスファン（有機リン補給剤）
- ビタミンB12
- 鉄剤：48時間おきに8日間
- カルシウム剤を生理食塩水で希釈して24時間ごとに4日間

連続して9日間は，1日当たり3回行っていた搾乳のうち1回を省くことにした。乳生産が1回当たり40Lに達した時点で，乳房炎の発生を予防するために3回目の搾乳を復活させた。

アナプラズマ症の予防

アナプラズマ症に感染して生存している牛は無症候性のキャリアになっている。また，それらの個々の牛を，特異的な検査方法を使わずに正確に診断することは難しい。著者らの経験によると，非蔓延地域の農場における1つのアナプラズマ症の症例は，通常，他の牛においても，今まさに発生する状況を提示しているものと言える。アナプラズマ症は，医原的な伝達でも起こるが，通常は，生物学的（ダニ）および機械的（ハエ，蚊，アブ）にベクターによって伝達される。

1歳齢以下の若い牛は*Anaplasma* spp.に最初に接触した際にたいてい免疫されるが，本症の症状は少ししか示されない。つまり，群において免疫された牛の割合が増えるに従って，本症の発症は経時的に減少してくる。一般に，アナプラズマ症の症例は，分娩後の時期に現れるが，どの時期での発症も考えられ，しかも妊娠牛では流産を起こす可能性がある。農場においてアナプラズマ症を予防するためには，管理プロトコールを吟味することが重要である。以下の方法が推奨される：

- 定期的なチェックと*Anaplasma* spp.を伝達するダニ，昆虫，ハエ，蚊に対する厳格な予防プロトコールの策定。本症のベクターには生物学的および機械的の両者がある（図3）。
- 牛ごとにディスポーザブルの針とシリンジを使用。
- 疾病牛に与えられた薬剤を他の牛と共有して使用しない。
- 乾乳牛は屋内で飼養する。これは，少なくと

表 1　当該牛における乳生産と繁殖状況のデータシート

生年月日	人工授精				分娩			DM	乾乳期間		乳生産量	分娩間隔
	年月日	年齢（日数）	年齢（月数）	AI no.	妊娠期間	産次	年月日		年月日	期間		
2005年12月9日	2007年7月18日	1 586	20	4	2 216	1	2008年2月19日	283	2008年11月28日	55	6,795	
	2008年4月18日	861	29	2	279	2	2009年1月22日	494	2010年5月31日	81	20,588	338
	2009年11月16日	1,438	48	6	277	3	2010年8月20日	536	2012年2月7日	3 101	25,359	575
	2011年8月9日	2,069	4 69	7	283	4	2012年5月18日	301	5 2013年3月15日		13,611	637
	2013年1月29日	6 2,608	87	5								
計								1,614		237	66,353	498（平均）

TDL	2,652
TDW	1,614
TDR	802
TDD	237
TDU	1,039

TDW/TDL	61%
TDR/TDL	30%
TDD/TDL	9%
TDD/TDW	15%

1 未経産牛の妊娠としてはかなり遅かった。

2 早産となり，その後泌乳を迎えた。

3 この乾乳期間の異常な長さは，次の泌乳開始を危うくすることがある。

4 第3回目と4回目の妊娠までの時間が長くかかり，結果として，乾乳期間が一般的な期間と比べて長くなった（81～101日間）。

5 このデータシートで一番最近の入力データである。当該牛はこれまで乾乳されていなかった。この入力データと最終分娩月日から泌乳した日数が算出される。

6 記入された時点で，当該牛は妊娠している。牛の現状とすれば，理想的ではないが，以前の分娩状態からして改善されている。

TDL：総生後日数
TDW：総生産日数
TDR：総育成日数
TDD：総乾乳日数
TDU：総非生産日数（TDR＋TDD）
DM：泌乳日数
AI no.：人工授精回数
乳生産量／総生産日数：41.1 kg／日

表 2　本ケースにおける牛の所見，取られた処置，乳生産量のまとめ

診断と LDA 手術（分娩後日数 3）

分娩後日数	0			1			2			3			4			5		
搾乳	AM	MD	PM	AM	MD	PM	AM	MD	PM	AM	MD	PM	AM	MD	PM	AM	MD	PM
乳量(L)	0	0	8	0	6.4	9.2	11.4	7	8.2	9.6	6.6	7.4	7.5	4.8	7	8.8	7.4	9
合計乳量(L)	8			15.6			26.6			23.6			19.3			25.2		
β-ヒドロキシ酪酸濃度(mM)							3.6			3.1						3.6		

分娩後日数	6			7			8			9			10			11		
搾乳	AM	MD	PM	AM	MD	PM	AM	MD	PM	AM	MD	PM	AM	MD	PM	AM	MD	PM
乳量(L)	9.6	9	9.4	10.4	9.4	10	11	8.8	10.4	13.8	9	11.2	12	11.2	10.4	15.8	9	13.8
合計乳量(L)	28			29.8			30.2			34			33.6			38.6		
β-ヒドロキシ酪酸濃度(mM)				1.8						0.6								

新規乳量低下：覚醒状態が維持された（分娩後日数 16）

分娩後日数	12			13			14			15			16			17		
搾乳	AM	MD	PM	AM	MD	PM	AM	MD	PM	AM	MD	PM	AM	MD	PM	AM	MD	PM
乳量(L)	14.2	11.6	13	14.4	10.6	13.8	16.2	10.4	12	14.6	11.8	11	12	10.2	10	12.2	11.4	10
合計乳量(L)	38.8			38.8			38.6			37.4			32.2			33.6		
β-ヒドロキシ酪酸濃度(mM)				0.6														

分娩後日数	18			19			20			21			22			23		
搾乳	AM	MD	PM	AM	MD	PM	AM	MD	PM	AM	MD	PM	AM	MD	PM	AM	MD	PM
乳量(L)	11.8	9.2	9.4	11	8.6	10.6	12.8	8.8	9	10.4	8.4	11.4	10	6	8.8	10.8	7.6	8.6
合計乳量(L)	30.4			30.2			30.6			30.2			24.8			27		
β-ヒドロキシ酪酸濃度(mM)																		

も，本疾病を伝達しているベクターや他の原虫疾病との接触を減らす意味において最良の方法である（図 4）。

本症に対する多くの有用な情報は，牛において蔓延が確認されている熱帯および亜熱帯の国々からのものである。

多くの診断手段，有病率研究，治療やワクチンプロトコールがイベリア半島の特性に十分に合致するものではない（タイレリア症との類症鑑別は，臨床的には区別が難しいので特に重要である）。

経過および貧血所見の悪化：アナプラズマ症が疑われた。治療と採血

分娩後日数	24			25			26			27			28			29		
搾乳	AM	MD	PM	AM	MD	PM	AM	MD	PM	AM	MD	PM	AM	MD	PM	AM	MD	PM
乳量(L)	10	8.4	9.8	9.6	6.8	9.6	11	7.2	6.8	11.6	7.6	9.4	11	0	14.8	9.4	0	18.2
合計乳量(L)	28.2			26			25			28.6			25.8			27.6		
β-ヒドロキシ酪酸濃度(mM)	0.9																	

テラマイシン（抗生物質）での治療終了

分娩後日数	30			31			32			33			34			35		
搾乳	AM	MD	PM	AM	MD	PM	AM	MD	PM	AM	MD	PM	AM	MD	PM	AM	MD	PM
乳量(L)	12.2	0	16.4	12	0	17.2	12.2	0	18	12.6	0	21.2	14.2	0	21.2	14.6	0	21
合計乳量(L)	28.6			29.2			30.2			33.8			35.4			35.6		
β-ヒドロキシ酪酸濃度(mM)																		

分娩後日数	36			37			38			39		
搾乳	AM	MD	PM	AM	MD	PM	AM	MD	PM	AM	MD	PM
乳量(L)	16	0	16	16	10.8	12.6	16.6	9.8	13	15	9.3	14.4
合計乳量(L)	32			39.4			39.4			38.7		
β-ヒドロキシ酪酸濃度(mM)												

AM：朝　MD：正午　PM：午後

結論として，迅速で信頼性のある診断法が必要である。また，本症の流行に関する研究を徹底することによって，新興疾病に関する訓練や知識の醸成を促進すべきである。さらに，本疾病の進化や疾病発生に影響を及ぼす要因の分析にも焦点を合わせるべきである。

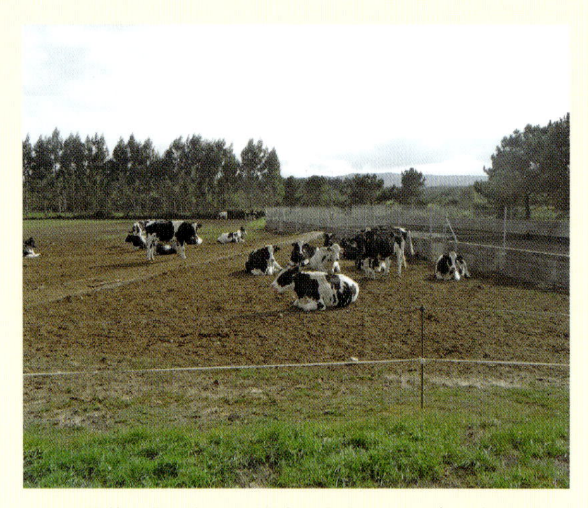

図 3　屋外は牛にとって快適な環境であるが，ダニあるいは疾病のベクターに曝露される危険性が高くなる場所でもある。

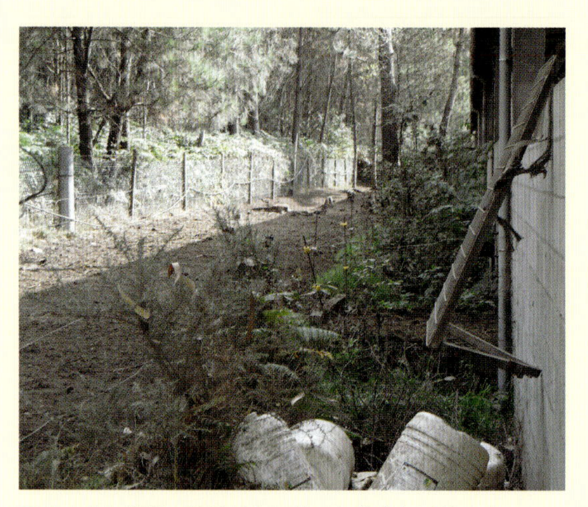

図 4　この農場の外壁は生い茂った草木と近接している。それゆえ，アナプラズマ症を伝達するダニにとってはレゼルボアとして活動できる環境と言える。

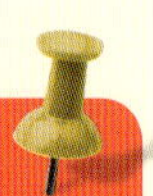

症例のポイント

本ケースは，繁殖の失敗が，いかに乾乳期間の長さやボディコンディションに影響を与えているのかを表すよい例になっている。また，引き続いて起こる疾病によって次の妊娠もまた遅延することが示されている。このドミノ効果は繁殖障害の機会を増加させるという悪循環を生み出している。この際次の問を考えるべきである：この牛は受胎させるべきではなかったか？　授精ということで，分娩後日数に固執する必要があったのか？　今回のケースでは，牛の異例な乳生産から見て農家の判断が正しいと言えるが，このようなケースはまれである。乳生産，分娩後日数，牛の分娩回数によって授精を行う時期を示したガイドラインがある。

一般に，農場における獣医師の仕事は，あらかじめ作成されているプロトコールや治療手順を使用して，可能な限り管理を標準化することである。しかしながら，しばしば特異なケースではそのガイドラインに一致しない。このよう場合，獣医師は，外科的療法または薬物療法のいずれかを選択したり，その問題のプロトコールの誤った箇所をチェックしたり，すぐに対応しなければならない。獣医師は迅速に解決策を提示すると同時に，専門的に対応していくことができるだろうか？多くの学問領域にわたるような症例を経験しているだろうか？

アナプラズマ症に関しては，ベクター媒介性の疾病で，生物学的あるいは機械的な伝搬によることを思い起こしてほしい。そして，以前は熱帯地域（例えば，ブルータング）の疾病と考えられていたが，温帯地域においてもますます増加してきている。この変化に関しては，その理由が十分に理解されていないが，気候の変化や新しいベクターの環境への適応が関連しているかもしれない。獣医師に対する教育研修として，いったいこの先どのような変化が待ち受けているのだろうか？

ケース7

ある農場における急性乳房炎の発生

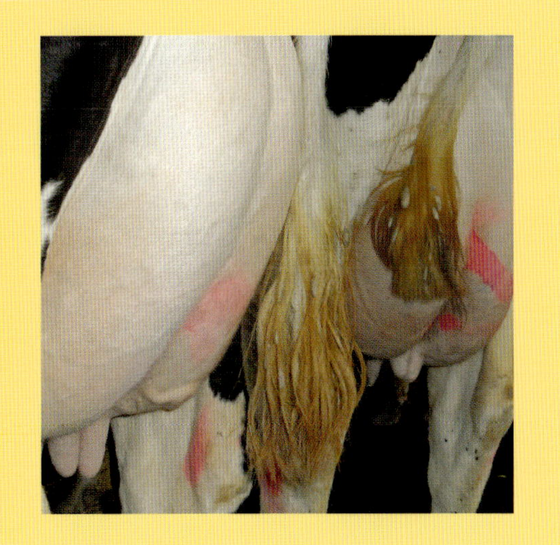

牛の概要	
生産タイプ	酪農
搾乳頭数	54
コメント	診断するために，全生産工程の評価が必要であった

訪問理由

農家が7月に臨床型の急性乳房炎の発生を発見し，獣医師に往診の依頼をした。

稟告

7月に農場において，臨床型の急性乳房炎が8症例確認された。そのうち，2例は致死的であり，残りの6例は乳量の著明な低下を示した。

本乳房炎は年齢や泌乳ステージを問わず発生した。1つあるいは複数の分房に炎症が起こり，深刻な状態を引き起こすような全身性の感染症状を示すのが特徴的であった。生存している牛においては，乳房の萎縮がみられ，乳量は感染前のレベルには回復しなかった。乳房炎罹患牛では，乳質もかなり低下した。全般的に牛群の乳生産量の減少が認められた。これは，乳房炎および事前の15日間，牛に給与されていた濃厚飼料が不適当に混合されていたことに起因していた。飼料はミキシングフィーダー車（スペインでは，Unifeed Cart とよぶことがある）から配られたが，牛は2日間続けて受け付けなかった。本群の飼料は納入業者に返品された。

本農場では繁殖データを記録しており，季節毎の分娩についての概要を確認することができた。7月には13頭の牛が分娩した。これらの記録によると，胎盤停滞，低カルシウム血症，子宮炎のような分娩後疾病の発生が多かった。

本農場では，予防的な乳房内抗生物質治療，寄生虫駆除，ワクチネーションを含む乾乳期における立派なプロトコールを策定していた。

表1と2に，乳房の健康状態と農場で実施された乳汁検査のデータについて示した。

これらのデータから以下が示された。

- 体細胞数が20万個 /mL を超える個体の割合が高い
- 乳房炎の増加が考えられる。すなわち，体細胞数がある検査で20万個 /mL 未満で，その次の引き続く検査で20万個 /mL を超える牛の頭数が増加している。

表 1　アダー（乳房）ヘルスと搾乳検査データ

最近のデータ

最終検査の年月日	経産牛頭数	分娩頭数	分析された頭数	1 最終検査以降の罹患頭数	最終検査以降の治療頭数	2 慢性乳房炎頭数
2012 年 7 月 25 日	54	47	42	3	4	4（7.41%）

経過

リニアスコア（LS）	平均乳量	>20 万個 /mL の割合	最終検査時の >100 万個 /mL の割合	最初の検査時の初産牛の LS	3 最初の検査時における罹患している初産牛の割合	乾乳期間中に治療した割合	乾乳期間中の新規感染割合
2.26	32.2	20.37%	3.70%	1.59	31.25%	50%	37.50%
<3		<20%	<5%	<2	<12%	>75%	<10%

検査の年月日	総頭数	初産牛頭数	経産牛頭数	初産牛割合	経産牛割合	初産牛 / 経産牛割合	>20 万個 /mL の初産牛の割合	分娩頭数
2011 年 11 月 28 日	55	18	37	32.73%	67.27%	4.9/10	11.11%	2
2011 年 12 月 28 日	50	19	31	38%	62%	6.1/10	5.26%	3
2012 年 1 月 25 日	52	19	33	36.54%	63.46%	5.8/10	10.53%	6
2012 年 2 月 27 日	56	20	36	35.71%	64.29%	5.6/10	10%	8
2012 年 3 月 27 日	57	21	36	36.84%	63.16%	5.8/10	14.29%	4
2012 年 4 月 26 日	54	21	33	38.89%	61.11%	6.4/10	0%	6
2012 年 5 月 25 日	50	20	30	40%	60%	6.7/10	10%	2
2012 年 6 月 25 日	48	19	29	39.58%	60.42%	6.6/10	10.53%	3
2012 年 7 月 25 日	54	21	33	38.89%	61.11%	6.4/10	9.52%	13
			平均	37.46%	62.54%	6.0/10	9.03%	4 47

検査の年月日	総頭数	>20万個 /mL の総頭数	>20万個 /mL の初産牛の頭数	>20 万個 /mL の経産牛の頭数	>100 万個 /mL の経産牛の頭数	>20 万個 /mL の頭数割合	>100 万個 /mL の頭数割合
2011 年 11 月 28 日	55	14	2	12	4	25.45%	7.27%
2011 年 12 月 28 日	50	10	1	9	1	20%	2%
2012 年 1 月 25 日	52	15	2	13	3	28.85%	5.77%
2012 年 2 月 27 日	56	11	2	9	1	19.64%	1.79%
2012 年 3 月 27 日	57	14	3	11	3	24.56%	5.26%
2012 年 4 月 26 日	54	8	0	8	1	14.81%	1.85%
2012 年 5 月 25 日	50	8	2	6	2	16.00%	4%
2012 年 6 月 25 日	48	10	2	8	2	20.83%	4.17%
2012 年 7 月 25 日	54	11	2	9	2	20.37%	3.70%
					平均	21.17%	3.98%

乾乳するまでの平均搾乳日数（分娩前の最終検査に基づく）	306
補正係数	30
計	336

1 乳房炎の増加が考えられる。
2 慢性乳房炎の割合が増加している。
3 初産牛において分娩時の乳房炎割合が高い。
4 分娩に季節性がある。

表2 分娩後30日以内の乳房炎罹患牛の頭数

検査の年月日	搾乳牛頭数	分娩後0〜30日の頭数	＞20万個/mLの罹患頭数	分娩後0〜30日の頭数割合	分娩後0〜30日の罹患牛割合
2011年11月28日	55	6	1	10.91%	16.67%
2011年12月28日	50	5	2	10%	40%
2012年1月25日	52	9	4	17.31%	44.44%
2012年2月27日	56	14	5	25%	35.71%
2012年3月27日	57	12	4	21.05%	33.33%
2012年4月26日	54	8	0	14.81%	0%
2012年5月25日	50	6	3	12%	50%
2012年6月25日	48	4	2	8.33%	50%
2012年7月25日	54	15	5	27.78%	1 33.33%

検査の年月日	L1頭数	罹患しているL1頭数	L2頭数	罹患しているL2頭数	L3頭数	罹患しているL3頭数	≧L4頭数	罹患している≧L4頭数	%L1牛	%L2牛	%L3牛	%≧L4牛	罹患したL1牛の割合	罹患したL2牛の割合	罹患したL3牛の割合	罹患した≧L4牛の割合
2011年11月28日	18	0	17	0	7	0	13	1	32.73%	30.91%	12.73%	23.64%	0%	0%	0%	100%
2011年12月28日	19	1	16	0	4	0	11	1	38%	32%	8%	22%	50%	0%	0%	50%
2012年1月25日	19	2	16	0	5	0	12	2	36.54%	30.77%	9.62%	23.08%	50%	0%	0%	50%
2012年2月27日	20	2	15	0	6	0	15	3	35.71%	26.79%	10.71%	26.79%	40%	0%	0%	60%
2012年3月27日	21	1	15	0	6	0	15	3	36.84%	26.32%	10.53%	26.32%	25%	0%	0%	75%
2012年4月26日	21	0	16	0	8	0	9	0	38.89%	29.63%	14.81%	16.67%	0%	0%	0%	0%
2012年5月25日	20	1	13	0	8	1	9	1	40%	26%	16%	18%	33.33%	0%	33.33%	33.33%
2012年6月25日	19	0	12	0	8	2	9	0	39.58%	25%	16.67%	18.75%	0%	0%	100%	0%
2012年7月25日	21	1	12	0	11	2	10	2	38.89%	22.22%	20.37%	18.52%	20%	0%	40%	40%
2								平均	37.46%	27.74%	13.27%	21.53%	24.26%	0%	19.26%	45.37%

L1：初産　L2：2産　L3：3産　L4：4産

1 分娩後0〜30日における罹患牛の割合が高い。
2 産次に関係なく罹患が認められる。

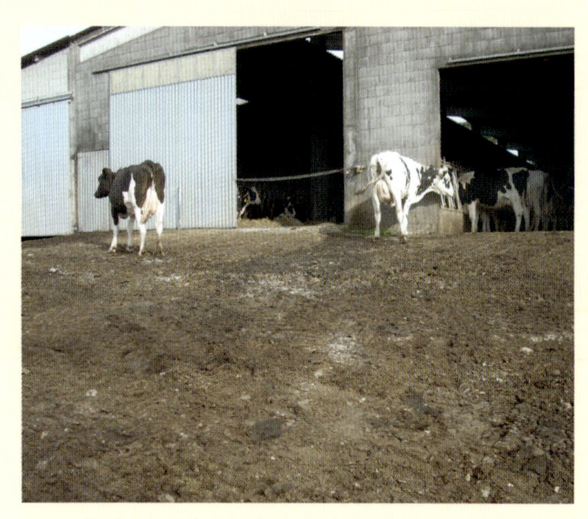

図1　乾乳の経産牛と未経産牛が運動場と休憩場所を共有している。

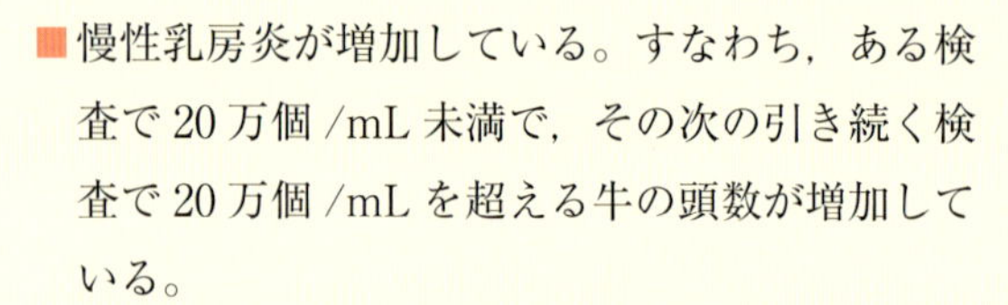

■慢性乳房炎が増加している。すなわち，ある検査で20万個/mL未満で，その次の引き続く検査で20万個/mLを超える牛の頭数が増加している。

■多くの牛において分娩時に新規の感染がみられる。すなわち，分娩後の最初の検査で体細胞数が20万個/mLを超えている。

農場の評価

衛生状況と快適性

農場を評価した後で，衛生状況と快適性に関して以下の結論に達した：

■泌乳牛の乳房や肢の清潔さや衛生状況は満足のいくものであったが，蹄が汚れていた。

■比較的清潔な運動場があるが，ストールと接している通路では清潔さを欠いていた。本農場では，自動清掃システムは使用されていなかった。

■乾乳牛と分娩前の未経産牛は運動場と休息場所を共有していた。牛は清潔であったが，広さと衛生面に関しては改善する必要があるかもしれない（図1）。

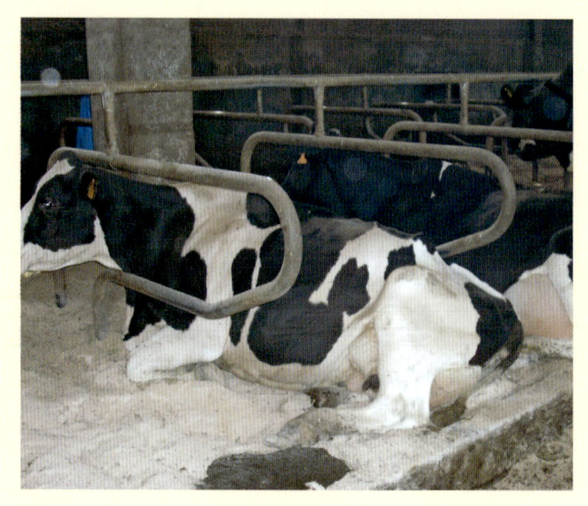

図2　ストールの大きさは優良であるが構造は快適ではない。

■ミルキングパーラーは清潔で衛生的であった。

■ストールは牛が快適に休息できるくらい十分な大きさであった（図2）。しかしながら，構造が不十分であった。すなわち，ベッド底面の素材は硬く，敷料の厚さはきわめて薄かった（10 cm未満）。

■オガクズと炭酸カルシウム（比率は明記されていなかった）が敷料の資材に使用されており，どちらも細かいパウダー状であった。敷料は1週間に1度交換されていた。

■ストールの後部には新たな糞便と敷料の資材が混ざった塊が含まれていた（図3）。

搾乳機器

搾乳機器とパーラーを評価した後で，以下の結論に達した：

■この農場では，5×5のヘリボーンパーラーを使用していた。

■搾乳機はローパイプラインで閉鎖型であった。

■ミルクラインの角度が不適切であり，設置と搾乳機器の使用を規制しているUNE68061/98において定められている最小要求の2%に達していなかった。

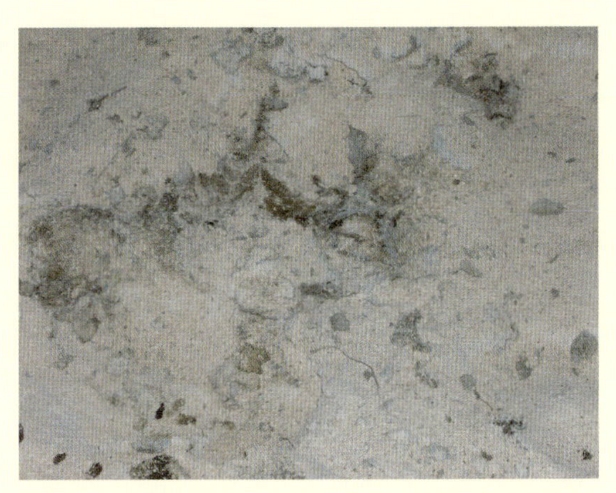

図3　ベッド内にあるオガクズと新しい糞便との塊に注意。

表3　CMT陽性の分房と臨床型乳房炎の分房から採材された乳サンプルの細菌培養結果

細菌学的分析（サンプル / 分房）		
牛No.	分房	結果
1	FR	分離菌なし
2	BL	分離菌なし
3	BL	*Klebsiella pneumoniae*
4	FR	*Klebsiella oxytoca*

FR：右前　BL：左後

- 搾乳時の搾乳ユニットの配列が正しくなかった。牛は不快で足蹴りをしていた。
- ライナーチューブはシリコン製であり，1,500時間使用されていた。
- この搾乳システムでは41 kPaの真空圧をつくり出していた。搾乳中，最大の乳流量の時に5 kPaの低下が検出された。次いで，乳流量がより低下した段階で，39 kPaで安定した。
- 搾乳後の乳頭の状態はよかった：うっ血はなく，乳頭スコアが良好であった（1.8）。しかし，37％の牛において，ミルカーを離脱後，乳頭基部の周りがリング状の跡を呈していた。

搾乳方法

搾乳は，5頭を1つのグループとして，2人の作業者によって実施されていた。第一作業者は最初の前搾り乳を捨てて搾乳前の消毒をした（プレディッピング）。それから，第二作業者はペーパータオルで乳頭を拭いて，搾乳ユニットは第一搾乳者によって各牛に装着された。

農場の搾乳プロトコールを観察した後，以下の結論に達した：

- プレディッピング時間が最小限であった：この過程は30秒未満であった。
- プレディッピングに使用されていた基剤には消毒薬が含まれていなかった。
- ティートカップを装着する前に牛に与えられた刺激時間は適正であった（90秒）。
- 平均乳汁流出速度は低かった：2.8 L/分
- 搾乳ユニットが装着されてから離脱されるまでの時間は約10分であった。
- 搾乳後，乳頭は十分に消毒された（シールによって保護された）。

分析

CMT（California Mastitis Test：カリフォルニア・マスタイティス・テスト）陽性の分房と臨床型乳房炎の分房から細菌培養のために乳汁サンプルを採取した（表3）。牛群のその他の牛（表4）からのサンプルも微生物学的に分析した（表5）。

敷料についても採材した。これらは，ベッドを平らに延ばしてから12時間後のストールからのオガクズ / 炭酸カルシウムのサンプルと供給用に保管されていた同種の敷料サンプルであった（図4）。敷料の分析結果を表6に示した。

表4　乳房炎症状を示さない搾乳牛から採材された乳サンプルの細菌培養結果

細菌学的分析（サンプル / 牛個体）	
牛 No.	結果
1	CNS
2	分離菌なし
3	CNS
4	分離菌なし
5	*Enterococcus* spp.
6	CNS
7	CNS
8	CNS
9	分離菌なし
10	分離菌なし
11	*Enterococcus* spp.
12	CNS
13	*Klebsiella pneumoniae*
14	*Enterococcus* spp.
15	CNS
16	CNS
17	CNS
18	分離菌なし
19	CNS
20	分離菌なし
21	CNS
22	分離菌なし
23	CNS
24	CNS
25	CNS
26	CNS
27	−
28	*Enterobacter* spp.
29	分離菌なし
30	CNS
31	分離菌なし
32	CNS
33	*Enterobacter* spp.
34	CNS
35	*Klebsiella oxytoca*
36	CNS
37	分離菌なし
38	CNS
39	CNS
40	CNS
41	*Streptococcus uberis*
42	CNS
43	分離菌なし

CNS：コアグラーゼ陰性ブドウ球菌

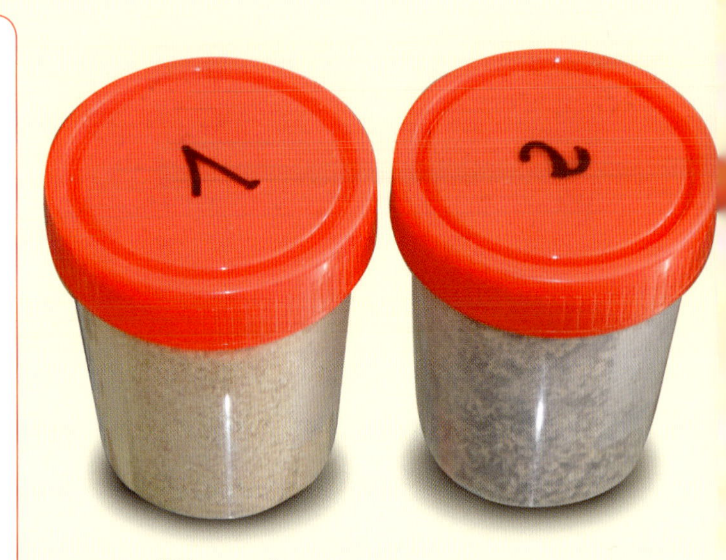

図4　敷料のサンプル

表5　農場のバルクタンクから採材された乳サンプルの細菌培養結果

細菌学的分析（バルクタンクサンプル）	
細菌	結果（CFU/mL）
Coliforms	0
Escherichia coli	20
Enterococcus spp.	20
CNS	350
Staphylococcus aureus	0
Streptococcus agalactiae	0
Streptococcus dysgalactiae	0
Streptococcus uberis	0

診断

結論として，この農場の評価としては，いくつかの危険因子を有することが分かった。

1. ベッドの衛生

ストールの後部3分の1は不衛生であった。敷料は非常に汚染されていた。

表6　敷料の細菌培養結果

細菌学的分析（オガクズサンプル）		
細菌	結果（CFU/mL）	
	供給用に保管されていたオガクズ	ベッドから採材されたオガクズ
Coliforms	0	1,000,000,000
Escherichia coli	0	16,700
Enterococcus spp.	0	196,000
中温菌（合計）	124,000	23,840,000
CNS	0	1,000,000,000
Staphylococcus aureus	0	0
Streptococcus spp.	0	1,000,000,000

CNS：コアグラーゼ陰性ブドウ球菌

2. 牛の群編成

乾乳牛と分娩前の未経産牛は運動場と休息場所を共用していた。運動場が汚れており衛生的な問題が指摘された。このことが結果としてストールの汚染につながっていた。

3. 搾乳機器

- 搾乳後37%の牛において，乳頭の基部がライナーによって圧搾されていた。
- パルセータの拍動比が60：40（搾乳期／休止期〈マッサージ期〉）であり，乳汁流出速度は低かった（2.8 L/分）。
- 搾乳ユニットから乳を運搬するパイプラインがあまりにも長く，搾乳中のユニットの適正な配列や位置取りの妨げとなっていた。
- ティートカップを離脱するまでの時間はあまりにも長かった。
- 主要なミルクラインの角度が不適切であった。
- 搾乳システムの主要なミルクラインがあまりにも細かった。

4. 施設

- ベッドが十分快適ではなかった。ベッドの底面の素材は硬く，敷料が薄かった（10 cm未満）。待機場には換気装置あるいは水場がなく，十分なスペースが与えられていなかった。
- ミルキングパーラーから運動場への出口は傾斜しており，滑りやすく，牛にとって快適ではなかった。したがって，牛がパーラーから出て行くのが遅くなっていた。
- 泌乳牛のペンの水場の幅が，飼養されている牛からみて十分とは言えなかった。

5. 搾乳方法

搾乳前にプレディッピングの際に消毒効果のない製品（石鹸）が使用されていた。

提案

短期的な提案

1. 敷料をオガクズとは別の資材に変更すること。
   これは，オガクズのなかにクレブシェラ属菌やその他の細菌が存在していたことに基づいて決定された。本農場において，他の非有機的な敷料（例えば，砂）を用いることは，通路の清掃や堆肥ピットへ糞便の排出を行ううえで問題が生じるので，可能ではなかった。オガクズは微細な炭酸カルシウムと交替された。

2. 毎日，ストールの後部3分の1の部分の敷料を完全に清掃して換えること。
3. 泌乳牛のペンとミルキングパーラーの所に水場を設けること。
4. ライナーチューブを換えること。使用してから，すでに推奨とされる1,500時間に達していた。
5. ティートカップを離脱するまでの時間を短くすること，平均乳汁流出速度を改善するためにパルセーターの拍動比を65：35に変えること。
6. ミルクラインの長さを短くすること，搾乳ユニットの装着や配列にとってよりよいシステムをデザインすること。
7. プレディッピングには過酸化水素系の薬剤を使用すること。
8. 臨床型あるいは潜在性乳房炎牛を選別し，最後に搾乳すること。もし可能であれば，これらの牛は泌乳群のなかで隔離するべきである。

中長期的な提案

1. 牛床の基本資材をより柔軟なものに入れ替えて快適性のレベルを改善すること。これにより，立ち上がる際にも滑らなくなることが期待できる。
2. 乾乳牛と分娩前の未経産牛を別々の場所で飼養すること。
3. 待機場において十分な換気を行うこと。
4. ミルキングパーラーからの出口のスロープの傾斜を少なくすること。
5. 主要なミルクラインの角度と直径を大きくすること。

治療

乳房炎牛には以下の薬剤治療が推奨される：

- **非経口的な抗生物質投与**：トリメトプリム（4 g/100 mL）とスルファドキシン（20 g/100 mL）を含んでいる24％溶液を体重10 kg当たりの容量として1 mL。
- **血清療法**：体重1 kg当たり7.5％高張食塩液を5 mL静脈投与。その後引き続いて，飲水をしっかりと与えるようにしなければならない。
- **NSAID**：フルニキシンメグルミン（体重1 kg当たり2.2 mg）
- 乾乳期間中と泌乳のはじめに*E. coli*に対する**J5ワクチン**（大腸菌J5株に対するワクチン：訳者説明追加）を投与すること。

参考文献

書籍

1. Benesch, F. *Obstetricia y ginecología veterinarias*. Editorial Labor, S.A. Barcelona, España, 1965.

2. Blood, D.C., *et al. Medicina veterinaria*. Tratado de las enfermedades del ganado bovino, ovino, porcino, caprino y equino. Mcgraw-Hill Interamericana de España, S.L., 2001, vol. 1 y 2, 9ª edición.

3. Blowey, R.W. y Weaver A.D. *Atlas a color de enfermedades y trastornos del ganado vacuno*. Elsevier España, S.A., Madrid, 2004, 2ª edición.

4. Burnell, M., *et al. 21 Recomendaciones contra la metritis*. Pfizer Salud Animal, 2008.

5. Buxade Carbo, C. *et al.* Bienestar animal y vacuno de leche*: mitos y realidades*. Ediciones Euroganadería, España, 2006, 1ª edición.

6. Cordero de Campillo, M., *et al. Parasitología veterinaria*. Mcgraw-Hill Interamericana de España, S.L. Aravaca, Madrid, 1999.

7. Derivaux J. y Extors, F. *Fisiopatología de la gestación y obstetricia veterinaria*. Editorial Acribia, S.A., Zaragoza, España, 1984.

8. Elli, M. *Manual Fatro de reproducción en ganado vacuno*. Servet Diseño y Comunicación S.L., Zaragoza, España, 2005, 1ª edición.

9. Garijo Toledo, M., *et al. Atlas de patología parasitaria en rumiantes*. Merial Laboratorios S.A., 2012.

10. Howard, J.L. y Smith, R. eds. *Current Veterinary Therapy*: Food Animal Practice, Philadelphia, PA: W. B. Saunders Company, 1999, 4ª edición.

11. Quintela Arias, L.A., *et al. Ecografía y reproducción de la vaca*. Servizo de publicacions e intercambio cientifico. Universidad de Santiago de Compostela, 2006.

12. Rosenberger, G. *Enfermedades de los bovinos*. Hemisferio Sur S.A. Buenos aires, Argentina, 1989, vol. I y II, 1ª edición (reimpresión).

13. Salazar, I. *Anatomía práctica del ganado vacuno*. Grass-Iatros Edicions, Barcelona, 1994.

14. Vetescal. *Guía de orientación al diagnóstico ante problemas de calidad de leche*. Intervet/Schering-Plough, Madrid, 1ª edición, 2009.

論文

1. Bach, A. y Juaristi, J.L. Sistemas y prácticas de manejo en rebaños de vacuno lechero en España, XXIV Curso de especialización FEDNA, 2008, pp. 59-66.

2. Bouda, J., *et al.* Monitoreo, diagnóstico y prevención de trastornos metabólicos en vacas lecheras. *Bovinotecnia, Boletín técnico virtual*, noviembre 2005, p. 8.

3. Casamiglia, S. Nuevos avances en el manejo y alimentación de la vaca durante el preparto. XVI Curso de especialización FEDNA, 2000, pp. 45-66.

4. Dairy News. Publicación de Elanco Animal Health. Las etapas de la vida de la vaca lechera: objetivos, riesgos y recomendaciones. *Planeta Semex*, otoño 2000, pp. 6-7.

5. Dairy Cattle Reproduction Council. La monitorización de los niveles de NEFAs y BHB en las vacas en transición son un elemento clave para el control del balance energético. *Ceva Repro News*, abril 2012, artículo 1, p. 1.

6. González Garrido, A. Metabolismo hepático y vaca en transición. *Frisona española*, 2007, nº 160, pp. 116-119.

7. Jimeno Vinatea, V. El coste de la cetosis subclínica en la explotación de vacuno lechero. *PV Albéitar*, marzo 2013.

8. Linderoth, S. Impida que la metritis subclínica afecte a la mitad de sus vacas. *Dairy Herd*, abril 2008.

9. Meléndez, P. Manejo de la vaca lechera en el periodo de transición. Simposio Proyecta Bayer Chile, junio 2008.

10. Nydam, D., *et al.* Negative energy balance and Ketosis: Consequences and monitoring in transition cows. Department of Population Medicine and Diagnostic Sciences, Department of Animal Science, Cornell University.

11. Risco, C.A. Manejando la vaca posparto para maximizar la tasa de gestación. Universidad de Florida. *Planeta Semex*, otoño 2008, año 8, nº19, pp. 4-7.

12. Risco, C.A. Manifestaciones clínicas de las metritis posparto en vacas de leche. Secretaría de ANEMBE, agosto 2011.

13. Sales Nogueras, B. Manejo de la vaca seca. *Planeta Semex*, otoño 2009, nº 21, pp. 5-8.

14. Sales Nogueras, B. Cómo gestionar la información en su explotación. *Planeta Semex*, otoño 2007, p. 1.

15. Santos, J. E. P. Pregnancy losses in lactating dairy cattle. *Rev. Med. Vet. Zoot.* 2009. 56:241-252.

16. Sirvén, M.H. Informe Técnico Nutrefeed. Manejo y alimentación de la vaca en transición.

索引

A－Z

あ

か

さ

た

な

は

ま

や

ら

わ

翻訳者

及川　伸（おいかわ しん）

酪農学園大学 獣医学群 獣医学類 ハードヘルス学ユニット 教授，博士（獣医学）。

酪農学園大学大学院 獣医学研究科修士課程を修了後，岩手県庁に奉職。家畜衛生，防疫，病性鑑定および畜産行政に従事。1997年酪農学園大学獣医学部 講師（獣医内科学教室），2004年アメリカ ウィスコンシン州立大学Farm Animal Production Medicine教室 客員准教授を経て，2006年酪農学園大学獣医学部 教授（生産動物医療学教室）。2008年より現職。乳牛群の健診を実践しながら，牛群の生産性向上のためのフィールドデータの利活用技術を研究している。

近著に「これからの乳牛群管理のためのハードヘルス学 成牛編」（編著，緑書房）がある。

Midori Shobo Co.,Ltd

乳牛の周産期管理

2018年9月10日　第1刷発行 ©

著　者…………………… Manuel Fernández Sánchez（マニュエル フェルナンデス サンチェス），Manuel Liz López（マニュエル リズ ロペス），Matilde Hernández Solís（マチルダ エルナンデス ソリス）

翻訳者…………………… 及川　伸

発行者…………………… 森田　猛

発行所…………………… 株式会社 緑書房
〒103-0004
東京都中央区東日本橋3丁目4番14号
TEL 03-6833-0560
http://www.pet-honpo.com

日本語版編集……………… 小島菜々，川西　諒，池田俊之

カバーデザイン………… メルシング

印刷所…………………… アイワード

ISBN 978-4-89531-352-0　Printed in Japan
落丁・乱丁本は弊社送料負担にてお取り替えいたします。

本書の複写にかかる複製，上映，譲渡，公衆送信（送信可能化を含む）の各権利は株式会社緑書房が管理の委託を受けています。

JCOPY〈（一社）出版者著作権管理機構　委託出版物〉
本書を無断で複写複製（電子化を含む）することは，著作権法上での例外を除き，禁じられています。
本書を複写される場合は，そのつど事前に，（一社）出版者著作権管理機構（電話 03-3513-6969，FAX03-3513-6979，e-mail：info@jcopy.or.jp）の許諾を得てください。また本書を代行業者等の第三者に依頼してスキャンやデジタル化することは，たとえ個人や家庭内の利用であっても一切認められておりません。